GD

Johannes Regnitz

Cool ohne Alk

Warum Sie kein "Alkoholiker" sind,
und wie Sie Ihr Trinken stoppen

GD-Verlag

Deutsche Bibliothek – CIP-Einheitsaufnahme

Johannes Regnitz
Cool ohne Alk | Warum Sie kein "Alkoholiker" sind,
und wie Sie Ihre Trinken stoppen

erschienen im
GD-Verlag | Gentlemen's Digest Ltd. & Co. KG, Berlin

1. Auflage 2008
© Gentlemen's Digest Ltd. & Co. KG, Berlin.
Alle Rechte vorbehalten. All rights reserved.

ISBN 978-3-941045-04-0

Alle hier vorliegenden Inhalte sind urheberrechtlich geschützt. Die Vervielfältigung, Verbreitung und Übersetzung ist nicht gestattet. Kein Teil des Werkes darf in irgendeiner Form (durch Fotokopie, Mikrofilm oder ein anderes Verfahren) ohne schriftliche Genehmigung des Verlags reproduziert oder unter Verwendung elektronischer Systeme gespeichert, verarbeitet, vervielfältigt oder verbreitet werden. Der Nachdruck, auch auszugsweise, ist verboten und wird als Rechtsverletzung strafrechtlich und zivilrechtlich verfolgt.

Dieses Buch ist über jede Buchhandlung erhältlich oder über unseren Shop im Internet www.gdigest.com - auch als eBook.

Inhalt

Einführung   7

Teil 1   9
- Was Sie nicht sind   11
- Warum der Alkohol aus Ihrem Leben verschwinden muss   14
- Wie der Alkohol in unser Leben kam   21
- Der Weg in die Abhängigkeit   31
- Der Weg in die Freiheit   43
- Zwischenbilanz   53

Teil 2   59
- Erste Schritte in der neuen Freiheit   61
- Beruf / Karriere / Geld   68
- Liebe / Beziehung / Partnerschaft   71
- Angst / Depression   75
- „Drogen"   82
- Empfindung / Verhalten   83
- Selbsthilfegruppen   88
- Glauben   91
- Perspektive   96

Schlusswort   104

Anhang   107
- Führerschein und positive MPU   109

Eine dringende Bitte des Autors

Sehr wahrscheinlich sind Sie mehr oder weniger alkoholabhängig – sonst hätten Sie dieses Buch nicht gekauft. An dieser Stelle: Kein Problem. Nur eine Bitte: Versuchen Sie, die Seiten einigermaßen nüchtern zu lesen. Mit einem Pegel, der ein aufmerksames und entspanntes Lesen möglich macht, denn die Lektüre wird Ihnen nur etwas bringen, wenn Sie den Inhalt auch verstanden haben. Deshalb: Bitte nicht unter starkem Alkoholeinfluss lesen...

All das, was Sie in diesem Buch lesen werden, habe ich selbst erlebt und am eigenen Leib gespürt - das Wissen und die Erfahrungen habe ich mir „erlitten" und zudem teuer bezahlt. Beides, das Leiden und das Bezahlen, wären nicht notwendig gewesen, hätte damals schon jemand dieses Buch verfasst, und hätte ich es gelesen...

Heute lebe ich frei. Frei von Alkohol oder anderen Drogen. Vielleicht nichts Besonderes. Aber jetzt kommt die erste, für Sie sehr wichtige Botschaft in diesem Buch – der Hammer:

In meinem Leben spielt Alkohol nicht mehr die allergeringste Rolle!

Er ist mir vollkommen gleichgültig. Nicht 1x im Jahr denke ich auch nur für den Bruchteil einer Sekunde „Jetzt ein Bier..." oder „Jetzt ein Gläschen Wein..." Nein, im Gegenteil: Alkohol ekelt mich, und ich betrachte meine trinkenden Mitmenschen mit sehr viel Mitleid.

Ich bitte Sie, mir das zu glauben. Es ist unbedingt wahr.

Dass Sie mir das glauben ist deshalb so wichtig, weil Alkohol auch in Ihrem Leben keine Rolle mehr spielen wird. Garantiert. Genau das ist das Ziel dieses Buches und der Grund dafür, dass Sie es gekauft haben. Sie werden sehen: Es ist eine der besten Investitionen in Ihrem Leben, wenn nicht die Beste...

Cool ohne Alk - Teil 1

Teil 1

Was Sie nicht sind

Vielleicht hat Sie jemand schon einmal als Alkoholiker bezeichnet. Oder Sie haben selbst gedacht, dass Sie einer sein könnten.

Vergessen Sie es, Alkoholiker gibt es gar nicht!

Wir befassen uns hier mit dem ersten sprachlichen Hilfskonstrukt, dessen sich unsere Gesellschaft bedient, um eine bestimmte Gruppe von Menschen zu stigmatisieren.

Stellen Sie sich zwei Raucher vor. Der eine raucht zwei Schachteln Zigaretten am Tag, der andere raucht nur eine. In der „alkoholischen" Logik unserer Gesellschaft wäre der Raucher, der zwei Schachteln konsumiert, ein **Nikotiniker** und der mit nur einer Schachtel wäre einer, der mit Zigaretten umgehen, sie kontrolliert genießen kann.

… **Nikotiniker**! So ein Blödsinn!
Und **Alkoholiker**? Der gleiche Blödsinn!

Das Gleiche ließe sich mit Substantiven wie Heroiniker, Mariuhaniker oder Kokainiker fortsetzten. Sie merken, worauf ich hinaus will? Der Terminus „Alkoholiker" ist hanebüchener Nonsens. Leider ist er vielmehr als nur hanebüchener Nonsens, er ist in Wahrheit ein Stigma. Ein Stigma unserer alkoholischen Gesellschaft, das dazu dient die Guten von den Schlechten, die Weißen von den Schwarzen zu unterscheiden. Wo ist die Grenze? Wer definiert die Grenze? Kann man „Alkoholiker" anhand medizinischer Messmethoden nachweisen? Fragen, die Ihnen niemand zufrieden stellend beantworten können wird.

Ich werde den Terminus **„Alkoholiker"** in der Folge nur noch mit Anführungszeichen versehen, um zu unterstreichen, wofür das Wort alles herhält. „Alkoholiker" sind nämlich z.B....

- ewig besoffene Zeitgenossen
- willenschwache und unzuverlässige Gesellen
- Menschen, die zur Gewalttätigkeit neigen
- labil, und sie leben gerne auf Kosten anderer

Die Aufzählung ließe sich unendlich fortsetzen. Sie werden jetzt sicher sagen: „Ach nein! Halt! Stopp! Das war früher so. *Heute* ist Alkoholismus als Krankheit anerkannt, und man geht mit dem Erkrankten genauso würdevoll um wie mit einem Herzkranken." Nein, vergessen Sie's! Richtig ist zwar, dass die Sozialgesetzgebung Alkoholismus als Krankheit definiert und dem von Politikern und Ärzten öffentlich Rechnung getragen wird. Richtig ist aber auch, dass der Alltag, die Realität anders aussieht. Ist jemand erst einmal als „Alkoholiker" bekannt, oder hat er sich selbst sogar als solcher geoutet, dann wird in Beruf, Familie und Gesellschaft kein Halten mehr vor irgendwelchen (meist negativen) Unterstellungen gemacht. Ist jemand durch sein abhängiges Trinken auffällig geworden, dann „kann man dem mehr nicht helfen", dann „muss er solange fallen, bis er es[1] versteht". Wenn man also laut und demütig ausruft: „Jawohl, ich bin Alkoholiker", dann ist die Gesellschaft zwar bereit dem „Alkoholiker" zu helfen, nimmt dafür aber auch in Anspruch, dem armen Menschen alle beliebigen Stigmata aufzudrücken. Lassen Sie es nicht soweit kommen!

Alkoholiker gibt es nicht!

---

[1] ...dass er das Stigma eines „Alkoholikers" trägt.

Weder Sie, noch ich, noch sonst wer auf der Welt ist „Alkoholiker".

Sie sind auch nicht willensschwach oder unzuverlässig. „Aber was bin ich denn dann?", werden Sie sich jetzt vermutlich fragen. Ich löse es auf: Sie sind jemand, der von der Droge Alkohol im Laufe der Jahre abhängig geworden ist. Diese Abhängigkeit ist wohl sehr viel früher eingetreten, als Sie es für möglich halten. Sie haben es gar nicht bemerkt, und als Sie es bemerkt haben, war es schon zu spät. Sie haben daran aber nicht die geringste Schuld, und Sie brauchen sich für rein gar nichts zu schämen.

Wahrscheinlich sind Sie ein intelligenter und sensibler Mensch. Sie haben vielleicht eine Familie groß gezogen, sind erfolgreich im Beruf, Unternehmer, Politiker oder gar Schauspieler. Und das letzte, was Sie im Leben überhaupt brauchen können ist das Stigma **„Alkoholiker"**.

Wir haben alle das Recht, ein Leben in Gesundheit und Glück zu führen. Deshalb ist es an der Zeit, den Konsum dieser hochgiftigen und süchtig machenden Schwachsinnsdroge einzustellen.

Für den Moment reicht es aber aus, wenn Sie Ihren Konsum insoweit reduzieren, dass Sie dieses Buch lesen und verstehen können.

Warum der Alkohol aus Ihrem Leben verschwinden muss

Beginnen könnte ich dieses Kapitel mit wilden Horrorszenarien – oder damit, welch' üble Auswirkungen Alkohol auf den menschlichen Körper und den Geist hat. Die Fachliteratur ist voll von schlimmen Beispielen, teils farbenfroh und detailliert illustriert. Ich verzichte darauf.

**Wir wollen gemeinsam erreichen,
dass Sie Ihren Alkoholkonsum mit Freude
und ohne Stress dauerhaft einstellen können.**

Deshalb ist es unnötig Ihnen jetzt, wo Sie auf dem Weg zum Ausstieg sind, auch noch Angst vor schlimmen Gesundheitsfolgen zu machen. Wir lassen sie also beiseite, befassen uns aber mit den weniger dramatischen, den latenten Negativauswirkungen, die der Konsum auf unser Leben hat. Vorweg möchte ich Ihnen jedoch sagen und garantieren:

**Ohne Alkohol wird Ihr Leben
in *allen* Bereichen wesentlich besser!**

Das ist eine wichtige Botschaft. Ich selbst bin der Beweis:

HEUTE
Ich bin 47 Jahre alt, werde in der Regel für 37 gehalten, ich habe einen sportlichen Körper und einen gesunden Geist. An mir ist nichts schwammig, ich leide unter keinen Zipperlein. Kein Bluthochdruck, kein Zucker, Cholesterin OK. Ich bin 1,80 m groß und wiege 75 kg. Man könnte mich als glücklichen und gesunden Menschen bezeichnen, dem es an nichts fehlt.

FRÜHER

Als ich 35 war, wurde ich für 45 gehalten, mein Gesicht war aufgedunsen, der Blutdruck an der Obergrenze, meine Leber- und Cholesterinwerte waren grenzwertig, und ich fühlte mich oft beschissen, lustlos und minderwertig. Außerdem wog ich 15 kg mehr als heute. Nachts konnte ich nur unruhig schlafen, hatte Schweißausbrüche und war innerlich total ausgedörrt, so dass ich ohne griffbereite Wasserflasche am Bett nicht mehr auskam.

Das einzige, was ich in den vergangenen Jahren geändert habe ist, dass ich den Konsum von Alkohol eingestellt habe. Sonst nichts. Kein Leistungssport, keine Ernährungsumstellung, kein Wellness. Nur mit dem Trinken aufgehört.

Alkohol ist giftig, sehr giftig. Wissenschaftlich korrekt wird „Trinkalkohol" als „**Ethanol**" bezeichnet. Ebenfalls wissenschaftlich korrekt wird das Adjektiv „giftig" durch „toxisch" ersetzt. Eine toxische Substanz wird als „Toxin" bezeichnet. Befindet sich in einer schönen Weinflasche etwa Gift? Nun, wie giftig (toxisch) etwas ist, wird über die Toxizität definiert. Die wohl bekannteste Messgröße für Toxizität ist der **LD_{50}-Wert**, wobei „LD" die letale (tödliche) Dosis eines bestimmten Stoffes für ein Lebewesen ist.

Der LD_{50}-Wert ist nun die Giftmenge, die für mehr als die Hälfte von Lebwesen innerhalb von 5 Tagen tödlich wirkt.

Die Angabe dieser Giftmenge erfolgt in der Regel in Milligramm pro Kilogramm Körpergewicht. Bei Trinkalkohol liegt der Wert bei 2500 mg/kg (Körpergewicht). Zur Verdeutlichung: Meine 12-jährige Tochter wiegt 35 kg. Für sie wäre eine zügig getrunkene Menge von 87,5 g Ethanol tödlich - zum Beispiel zwei Gläser (ca. 0,23 l) 38%iger Wodka. Für mich mit meinen 75 kg wären ca. 0,5 l tödlich - vorausgesetzt ich hätte noch nie zuvor Ethanol konsumiert. Der „Mann von heute" wird wohl einen halben Liter Wodka überleben; mit mehr oder weniger starken Vergiftungserscheinungen, vielleicht sogar kaum wahrnehmbaren. Fest steht aber: Hätte ein 75-kg-Mann nie zuvor Ethanol konsumiert, wäre er nach 0,5 l Wodka tot.

Woran das liegt? Fahren wir fort…

Ethanol ist ein Nerven- und Zellgift: ein Neurotoxin, ein Lebertoxin, ein Pancreastoxin… Also ein Gift, das bei *jeder* Zufuhr (und sei sie noch so gering) *alle* Organe und Nerven angreift. Über Nervenbahnen kommuniziert unser Gehirn ständig mit sich selbst und dem Rest unseres Körpers – ein hochkomplexes Rechenzentrum! Zur Veranschaulichung könnte man sich einen Industrieroboter vorstellen (obwohl unsere „Maschine" um ein vielfaches ausgeklügelter und ausgereifter ist), sagen wir auf einer Fertigungsstrasse von Mercedes Benz. Stellen wir uns weiter vor, es käme jeden Tag ein Arbeiter an diesem Roboter vorbei, der völlig unqualifiziert mit einem Hammer auf alle erreichbaren Stellen des Roboters schlägt, auch auf die Steuerelektronik. Was würde man mit diesem Arbeiter wohl machen? Klar, man würde ihn rausschmeißen und wäre froh, dass er weg ist. Und man wäre froh, wenn man die entstandenen Schäden reparieren könnte und den Roboter nicht verschrotten müsste. Sehr wahrscheinlich wird er aber nicht mehr so funktionieren wie früher: Es kommt zu Fehlinformationen, manche Funktionen werden überhaupt nicht mehr angesteuert, andere werden falsch ausgeführt. Völlig klar, bei dem was ihm alles widerfahren ist!

Sie werden sich jetzt fragen: „Welcher Idiot haut auch mit einem Hammer auf einem hochkomplexen Industrieroboter rum? Und dann auch noch auf die Elektronik?" Trinker tun es! Im übertragenen Sinne. Trinker hauen jahrelang auf ihrer eigenen Hightec-Supermaschine herum. Der Hammer ist das Ethanol, mit dem man wunderbar auch den allerletzten Winkel seiner Maschine erreicht. Manche Teile werden nicht so sehr in Mitleidenschaft gezogen, andere 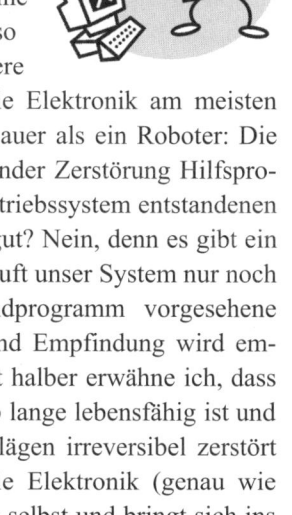 umso mehr. Sicher ist aber, dass die Elektronik am meisten leidet. Nun ist unsere Maschine schlauer als ein Roboter: Die Elektronik ist in der Lage, bei drohender Zerstörung Hilfsprogramme einzuschalten, um die im Betriebssystem entstandenen Schäden auszugleichen. So weit, so gut? Nein, denn es gibt ein Problem: Bei *ständiger* Bedrohung läuft unser System nur noch im Notbetrieb, und das im Grundprogramm vorgesehene Gleichgewicht zwischen Funktion und Empfindung wird empfindlich gestört. Der Vollständigkeit halber erwähne ich, dass unsere Elektronik auch im Notbetrieb lange lebensfähig ist und erst nach langen Jahren Hammerschlägen irreversibel zerstört wird.[2] Bis dahin regeneriert sich die Elektronik (genau wie unsere Hardware) aber immer wieder selbst und bringt sich ins Gleichgewicht zurück. Die Notprogramme werden daraufhin abgeschaltet. Allerdings löscht unser Computer die einmal generierten Notprogramme nicht, sondern er legt sie auf einem weit entfernten Speicherplatz ab. Dieses Phänomen muss uns im Moment nicht weiter beschäftigen; wir kommen später darauf zurück…

---

[2] Stichwort: Harald Juhnke

Früher war mir die Sache mit den Hammerschlägen auf mein hochkomplexes System nicht klar. Niemand hat es mir erklärt, und von selbst bin ich nicht darauf gekommen. Heute weiß ich Bescheid, ich habe die Zusammenhänge verinnerlicht. Deshalb kann ich auf die idiotische Frage „Ist es nicht schlimm für Sie, nie Alkohol zu trinken?" immer nur mitleidig lächeln und ernte völliges Unverständnis auf meine Gegenfrage: „Hauen Sie eigentlich auch voller Genuss mit dem Hammer auf Ihrem Computer herum?"

In Deutschland besteht die erwachsene Gesellschaft übrigens aus ungefähr 90% Trinkern[3] und 10% Nichttrinkern – auch „**Abstinenzler**" genannt. Übrigens kommt „abstinere" aus dem Lateinischen und heißt „sich enthalten, verzichten". In diesem Wort offenbart sich wieder einmal der pure Wahnsinn unserer alkoholischen Gesellschaft: Jeder, der sich bewusst kein Gift (Ethanol) zuführt, agiert also verzichtend oder gar enthaltsam?! Wenn Sie mich gerade für haarspalterisch halten: Das bin ich mit Sicherheit nicht. Wenn wir aus Überzeugung aufgehört haben zu trinken, dann müssen wir auf nichts „verzichten". Dann fällt es uns nicht schwer, keinen Alkohol zu trinken. Jeder, der etwas anderes behauptet und uns mitleidig beäugt, versucht uns in seiner Durchschnittsabhängigkeit zu suggerieren, wir würden uns quälen. Und wahrscheinlich auch noch auf etwas Gutes, ja sogar Gesundes verzichten. Nonsens!

Wir haben gesehen: Jeder Schluck hat seine Wirkung. Ist ein Schluck wenig? Jedem Trinker wird irgendwann einmal gesagt, er würde Alkoholabusus[4] betreiben. Wenn es einen **Abusus**

---

[3] Wir haben anfangs festgestellt, dass es keine „Alkoholiker" gibt. Sagen wir jetzt also „Trinker".

[4] Abusus = lat. Missbrauch

von **Ethanol** gibt, dann gibt es wohl auch einen **Usus von Ethanol**, also einen normalen, guten und richtigen Gebrauch. Stimmt. Sinnvoll zu gebrauchen ist Ethanol z.B. als Antiseptikum zur Desinfektion, als Kraftstoff, als Reinigungs- oder Lösungsmittel. Jeden *oralen* Konsum von Ethanol kann man getrost als *Abusus* bezeichnen. Ich betone das deshalb, weil auch hier wieder das Stigma lauert: Der Alkoholiker betreibt Abusus und gehört zu den Schlechten, während der „normale" Trinker Usus betreibt und zu den Guten gehört. Ah ja.

Einmal Abusus praktiziert, haben wir unserem Körper geschadet. Das Gute ist aber, dass er glücklicherweise keine Maschine ist. Auch keine hoch entwickelte. Unser Körper verfügt nämlich über ein Feature, das Maschinen nicht haben: Er kann sich bzw. eingetretene Schädigungen selbst reparieren – auch wenn man ihn zuvor jahrelang mehr oder weniger stark durch Ethanol vergiftet hat. Wieder bin ich selbst das beste Beispiel: Ich hatte stark erhöhte Leberwerte, Hautrötungen, nächtliche Schweißausbrüche, Magenprobleme. Da ich vor knapp 10 Jahren aufgehört habe Ethanol zu trinken, konnte sich mein Körper selbst sanieren. Super Sache, nicht wahr? Ich weiß sogar von Fällen, wo sich eine Leber nach einer Zirrhose wieder völlig regeneriert hat. Selbst wenn irreparable Schäden diagnostiziert werden, kann man wieder ein Leben mit hoher Qualität führen – wenn Sie aufhören zu trinken. Kurz: Die Aussichten nachhaltig gesund aus der Sache herauszukommen, sind gut. Unter „gesund" verstehe ich übrigens neben der körperlichen auch die geistige Gesundheit!

Wir sollten uns zum Abschluss dieses Kapitels die **Kernaussagen** vergegenwärtigen:

1. Alkoholische Getränke sind nichts weiter als in Wasser gelöste und irgendwie geschmacklich aufbereitete Toxine mit einer beachtlich hohen Toxizität.

2. Konsum von Ethanol (alkoholischen Getränken) dringt in alle Winkel unseres Körpers.

3. Alkoholiker gibt es nicht. Auch keine schlechten oder guten Trinker. Differenziert werden kann nur die Häufigkeit und die Intensität der Hammerschläge, denen unser System ausgesetzt ist: Wenn jemand „nur" 2 Gläser Wein am Tag trinkt, schlägt er nur 2x am Tag zu – und das mit mäßiger Intensität. Jemand, der hingegen über den Tag verteilt 2 Flaschen Schnaps trinkt, schlägt eben häufiger zu – und die Intensität der Schläge ist größer. Aber der Sachverhalt ist der Gleiche.

Kommen wir zum **Fazit** dieses Kapitels: Ethanol (Alkohol) muss aus unserem Körper verschwinden, weil es sofort Zellen und Nerven beschädigt. Und das auch bei kleineren Trinkmengen, die in größeren Zeitabständen konsumiert werden. Es kann also niemals unsere Zielsetzung sein, weniger oder seltener zu trinken, sondern wir müssen dafür Sorge tragen, unseren Körper nie wieder bewusst zu vergiften!

Ich war früher ein Trinker, heute bin ich keiner mehr. Sie sind heute ein Trinker und werden bald keiner mehr sein.

Wie der Alkohol in unser Leben kam

Babys sind kleine menschliche Maschinen[5], die körperlich voll funktionsfähig das Licht der Welt erblicken. An ihr Gehirn, das Mainboard, ist eine komplett leere aber formatierte Festplatte angeschlossen. Auch ein Betriebssystem wird von der Natur mitgeliefert. Alles zusammen verlässt vollständig konfiguriert den Mutterleib... ohne etwas von Alkohol zu wissen.[6] Vom Augenblick unserer Geburt an wird unser junges Gehirn ständig mit Informationen bombardiert, die auf der noch unbespielten Festplatte zuverlässig gespeichert werden. Auf Basis dieser Informationen beginnen wir, unser Empfinden und Verhalten zu entwickeln.

Ich bin 1960 in Westdeutschland geboren. Mitten im Wirtschaftswunder. Meine Erinnerung setzt ungefähr 1963 ein. Ich kann mich also an Dinge erinnern, die sich ab 1963 zugetragen haben. So z.B. an meine erste bewusst wahrgenommene Fernsehsendung. Denn genau an dem Tag haben wir auch unseren ersten Fernseher bekommen. Das war eine kleine Sensation, denn längst nicht alle Leute besaßen zu dieser Zeit einen Fernseher. Es war der 22.11.1963. Das Datum weiß ich deshalb auch noch so genau, weil an diesem Tag John F. Kennedy in Dallas erschossen wurde. Meine Eltern hatten die halbe Nachbarschaft ins Wohnzimmer eingeladen, wo in ausgelassener Atmosphäre das erste Mal dem ARD-Abendprogramm beigewohnt wurde. Ich erinnere mich noch genau an die Tagesschau und die gleich zu Beginn verlesene Topnachricht des Tages: Der amerikanische Präsident J.F. Kennedy ist vor 2 Stunden in

---

[5] ... Maschinen ziehe ich zur Veranschaulichung immer gerne heran
[6] Ich setze an dieser Stelle voraus, dass die werdende Mutter keinen Alkohol konsumiert hat.

Dallas/Texas einem Attentat zum Opfer gefallen. Wow! Alle Erwachsenen im Zimmer waren völlig schockiert. Wir Kinder hatten natürlich keine Ahnung, was ein Attentat und wer J.F. Kennedy ist.

Warum erzähle ich Ihnen das? Ich will damit zeigen, wie **fest und unlöschbar sich manche Ereignisse und Begebenheiten in die Festplatte eines Menschen eingraben** – auch wenn es sich um ein fast 4-jähriges Kind handelt.

Alkohol spielte in meinem Leben zu dieser Zeit noch keine Rolle. Ich kann mich auch nicht erinnern, ihn bis dahin überhaupt wahrgenommen zu haben. Das änderte sich jedoch bald. Nicht etwa, dass ich mit 6 schon Alkohol getrunken hätte, das nicht. Aber ich begann ihn wahrzunehmen. Im aufkommenden Wohlstand der 1960er Jahre waren Zigaretten und Alkohol bei uns und in den nachbarschaftlichen Haushalten allgegenwärtig. Das heißt: Nahezu jeder erwachsene Mann rauchte Zigaretten, und wo immer sich Erwachsene trafen, wurde zu irgendeinem Anlass eine Flasche Wein aufgemacht, ein Bier getrunken oder ein Schnaps angeboten. An wüste Trinkgelage oder im Suff ausfällige Trinker kann ich mich nicht erinnern. Das kam in meinem Umfeld nicht vor. Vielmehr festigte sich in meinem kindlichen Bewusstsein die Erkenntnis, dass **alkoholische Getränke und Zigaretten zum Leben gehörten** und in keiner Weise zu beanstanden waren.

Jeden Sonntag wurde bei uns am späten Vormittag die Sendung „Werner Höfers Frühschoppen mit sechs Journalisten aus fünf Ländern" eingeschaltet und besonders von meinem Vater und meinem älteren Bruder interessiert verfolgt. Mich persönlich interessierte die Sendung vom Inhalt her logischerweise nicht, aber ich war dabei. Eingeprägt hat sich bei mir das Gesicht, das Aussehen dieses Werner Höfer, der da wöchentlich zu sehen war. Daneben saßen ein paar Männer, die sich bei mir nur in ihrer Existenz als „erwachsene Menschen", quasi ohne Gesicht, eingeprägt haben. Klar es waren ja auch immer andere. Es war mir aber völlig klar, dass diese Leute sehr gescheit sein mussten, denn sie redeten während der ganzen Sendung über offenbar sehr wichtige und anspruchsvolle Themen. Ganz selbstverständlich tranken sie dabei immer Wein und rauchten. Ach ja: Besonders gut kann ich mich auch an eine attraktive junge Frau erinnern, die den Gesprächsteilnehmern immer die leer gewordenen Gläser auffüllte und die Aschenbecher leerte.

Sie sehen: Recht früh hat sich in mein Unterbewusstsein eingeprägt, dass Trinken und Rauchen eine total normale Beschäftigung aller (vor allem männlicher) Erwachsenen und auf jeden Fall eher positiv als negativ zu werten ist. Ein Stück Lebensqualität eben.

Ich dachte als Kind natürlich nicht darüber nach, ob Rauchen oder Trinken vielleicht schädlich sein könnte – obwohl ich, lange bevor ich selbst jemals Alkohol konsumiert hatte, schon mit „Alkoholikern" konfrontiert wurde: Auf einem Sparziergang mit meiner Mutter torkelte uns ein ziemlich abgerissener Mann entgegen, stützte sich an einer Hauswand ab und ließ uns passieren. Er tat uns nichts. Er sprach uns auch nicht an. Allerdings registrierte ich den entsetzten Blick meiner Mutter, als wir an ihm vorbeiliefen. Ein paar Meter weiter fragte ich meine Mutter, was das für ein komischer Mann gewesen wäre. „Ein Alkoholiker" sagte sie. Ihr Tonfall war merkwürdig; eine Mischung aus aufgeregt und anklagend. Was ein Alkoholiker genau ist, erklärte sie mir nicht. Für mich aber war ab diesem Zeitpunkt klar, dass Alkoholiker so sind wie dieser Mann, und dass sie auf jeden Fall auf der schlechten Seite der Gesellschaft anzusiedeln sind.

Sie werden lachen: Jedes Mal wenn über John F. Kennedy berichtet wird, denke ich an unser 60er-Jahre-Wohnzimmer mit dem Grundig-Fernseher. Und jedes Mal, wenn ich das Wort „Alkoholiker" höre, sehe ich diese abgerissene Gestalt vor mir, die an einem Spätnachmittag des Jahres 1966 durch meinen kindlichen Horizont torkelt.

Irgendwann, wahrscheinlich auch 1966, kam es dann dazu, dass ich bewusst (und in meiner Erinnerung immer noch lebendig) **meinen ersten Schluck**, mein erstes Schlückchen Alkohol trank. Es war wohl an einem Feiertag, und zum Abendessen wurde eine „gute" Flasche Rotwein aufgemacht. Zu dieser Zeit war es nicht unüblich, die Kinder auf deren Bitte hin auch mal am Glas nippen zu lassen. Ich bat meine Tante Gerlinde, auch einmal nippen zu dürfen und stellte mir vor, der „gute" Rotwein müsse wohl noch besser schmecken als der selbst gemachte Himbeersaft meiner Großmutter, den ich für mein Leben gerne trank. Aber es kam anders. Dieses Schlückchen war der Schock schlechthin. Das Zeug schmeckte derart katastrophal, dass ich den Wein sofort ausspuckte und offenbar völlig entsetzt aus der Wäsche schaute. Alle lachten. Mir war danach klar, dass Wein eine Sache ist, die zwar gut schmeckt, aber eben nur den Erwachsenen. Kindern schmeckt das nicht.

Um den Rückblick auf mein präalkoholisches Leben abzurunden sei noch erwähnt, dass ich schon vor Erreichen meines 10. Lebensjahrs wusste, dass es Drogen gab. Zu dieser Zeit wurden Drogen noch „Rauschgift" genannt. Die Erwachsenen erzählten, es gäbe junge Leute in unserem Land, die Rauschgift nehmen würden. Sie seien zumeist langhaarig und würden in

„Kommunen" leben – in der Regel in Berlin. Weiter hieß es, Rauschgift würde von skrupellosen Rauschgifthändlern in den Leichen gefallener US-Soldaten direkt aus Vietnam importiert werden. Wie grauenvoll!

Nun, alles was ich Ihnen auf den letzten Seiten erzählt habe, gehört zu meiner persönlichen **„alkoholischen Vorschule"**, wie ich es nenne. Meine wichtigen Erkenntnisse[7] ließen sich aus meiner damaligen Sicht wie folgt zusammenfassen:

1. Alkohol wird von allen Erwachsenen getrunken, und es schmeckt ihnen sehr gut.

2. Das Trinken von Alkohol ist für Erwachsene etwas Positives, eine Art Belohnung. Deshalb wird oft an Feiertagen und anderen festlichen Anlässen getrunken.

3. Kindern schmeckt Alkohol nicht! Wenn man erwachsen ist, wird einem Alkohol aber auf jeden Fall schmecken, und man wird ihn dann auch trinken. (= Merkmal von „erwachsen sein")

4. Alkoholiker sind furchtbare Menschen. Man darf auf keinen Fall Alkoholiker werden, was aber auch nicht leicht passieren kann, weil man dafür erst schlimme Sachen gemacht haben muss.

5. Leute, die Rauschgift nehmen, sind noch viel schlimmer als Alkoholiker. Sie haben immer lange Haare.

---

[7] … die auch für meine alkoholische Entwicklung von Bedeutung sind…

Cool ohne Alk - Teil 1

... Sie werden gerade vielleicht schmunzeln. Aber ich bitte Sie, dieses Kapitel sehr ernst zu nehmen!

Gerade habe ich Ihnen einen Teil meiner alkoholischen Frühgeschichte erzählt. Nun bitte ich *Sie*, sich ein paar Minuten über Ihre eigene Vorschule Gedanken zu machen. Ich wette, dass sich vieles auch bei Ihnen so oder so ähnlich ereignet hat.

Bevor ich fortfahre und meinen Weg zur Alkoholabhängigkeit erzähle, sei erwähnt, dass ich zu 100% sicher bin, dass ohne die klassisch verlaufende „alkoholische Vorschule" viel weniger Menschen von Alkohol abhängig wären – etwa so viele wie von Heroin oder Kokain. Warum? Wir haben die Korrektheit des Alkoholkonsums unbewusst gelernt und verinnerlicht wie die Muttersprache. Und gleichzeitig haben wir gelernt, dass es eine der übelsten Katastrophen ist „Alkoholiker" zu sein. Ein kaum auflösbares Dilemma, wie wir später sehen werden.

In Mitteleuropa ereignet sich die erste „richtige" Alkoholerfahrung meistens in der Pubertät. Mein 5 Jahre älterer Bruder war inzwischen ein Teenager und kam hin und wieder stark alkoholisiert von irgendwelchen Jugendveranstaltungen nach Hause. Dem wurde jedoch keine besondere Wichtigkeit zugemessen. Und als ich etwa 12 war, war mein Bruder bereits in den Kreis der trinkenden Erwachsenen aufgenommen. Spruch meines Vaters: „Wenn man bald zur Bundeswehr kommt, muss man auch was trinken können"!

Bei mir war es so: Ich gehörte zu einer Gruppe von Mädchen und Jungen, die das alljährlich auf dem Kirchplatz stattfindende Martinsspiel vorbereiteten und durchführten. Dazu brauchten wir einen Reiter mit einem Pferd, der den St. Martin spielte. Wir fanden ihn in Person eines jungen Lehrers, der im

Reitsport aktiv war. Die Vorstellung klappte reibungslos, das gute Gelingen feierten wir anschließend im Pfarrsaal. Der junge Lehrer, unser St. Martin, setzte sich nur kurz zu uns. Er war in Eile und verließ uns bald – jedoch nicht ohne uns eine Flasche Cognac dazulassen, damit wir was zum Feiern hätten. Da war sie nun, die Flasche Cognac. Eigentlich hatte keiner von uns zuvor und auch nicht an diesem Abend an Alkohol gedacht. Aber OK. Einer machte sie auf, und jeder sollte einen Zug nehmen. Ich wollte auf keinen Fall zurückstehen und nahm einige schnelle und kräftige Züge aus der Flasche. Boah – das Zeug schmeckte scheußlich und brannte höllisch in Hals und Magen. Warum ich aber weiter mittrank, war klar: Es waren Mädchen da, und vor denen wollte ich angeben. Zumindest wollte ich mir nicht nachsagen lassen, kindlich und uninteressant zu sein. Von der verheerenden Wirkung, die der Stoff in den nächsten Stunden hatte, hatte ich zu dem Zeitpunkt noch keine Vorstellung. Meine natürlichen Programme gaben mir nur vor, mich für Mädchen zu interessieren. Dass das im pubertierenden Alter mit etwas holperigen Methoden wie Angeben oder Ärgern umgesetzt wird, ist wohl (natur-)gegeben.[8] Aber da gab's ja auch noch die Lernergebnisse der Vorschule, die auf meiner Festplatte tief eingeritzt waren; nämlich dass es zum „erwachsen Wirken" unabdingbar dazu gehört Alkohol trinken zu können und es auch zu tun... Irgendwie kam ich dann mit völlig betäubten Sinnen nach Hause. Irgendwer schaffte mich ins Bett, wo ich sofort einschlief. Tja. Am nächsten Morgen sollte ich in die Schule... Keine Chance. Es ging mir noch nie zuvor im Leben so schlecht. Den ganzen Tag über hatte ich schreckliche Kopfschmerzen und musste ständig erbrechen. Erst am Abend ging es mir besser. Was war passiert? Ein bis dahin völlig unberührter Organismus wurde mit

---

[8] Stichwort: Betriebssystem

einer geballten Ladung hochkonzentrierten Ethanol vergiftet. Und der komplett überforderte Organismus wehrte sich mit allem, was ihm zur Verfügung stand.

Während der nächsten 1-2 Jahre arbeitete ich daran, mir eine gewisse Trinktauglichkeit anzueignen. Ich wurde immer schlauer: Einfachere Getränke wie Wein und Bier taten es auch, man musste sie auch nicht so schnell trinken, und man konnte in unbeobachteten Momenten ein paar Schlückchen in die Blumen gießen und sich das fehlende Volumen auf die Trinkfestigkeitskarte schreiben. So gelang es mir schließlich, ohne besondere Vergiftungserscheinungen mittrinken zu können. Meine **„alkoholische Grundschule"** war damit abgeschlossen.

Auch nach diesem Abschnitt ist es wichtig, dass Sie sich genau überlegen, wie bei Ihnen die Gewöhnung an Alkohol abgelaufen ist.

Wie wir im letzten Kapitel erfahren haben, ist Alkohol ein Toxin. Ein Mann, der die alkoholische Grundschule nicht besucht hat, wäre nach dem Konsum von 0,5 l Wodka lebensbedrohlich vergiftet. In der Realität sieht es jedoch so aus, dass 3 von 4 Männern einen halben Liter Wodka mehr oder weniger unbeschadet konsumieren könnten. Eben weil sie die alkoholische Grundschule besucht haben, die Gewöhnung an das Gift. Wenn ein Mensch aus Versehen eine giftige Flüssigkeit trinkt, geschieht Folgendes: Alle Systeme erkennen sofort, dass etwas Lebensbedrohliches auf den Organismus einwirkt, und es werden alle Alarmsysteme und Abwehrmechanismen aktiviert. Ein ekelhafter Geschmack wird wahrgenommen, der Magen krampft zusammen, um den Inhalt nach Außen zu befördern, Übelkeit setzt ein, und das Immunsystem arbeitet auf Hochtouren, um bereits eingedrungene Giftmengen zu bekämpfen. Im Normalfall würde eine einzige dieser Abwehrmaßnahmen dazu ausreichen, dieses Gift niemals wieder versehentlich zu trinken. Der Mensch merkt sich solche Ereignisse. Erleichternd und präventiv kommt hinzu, dass Flaschen, deren Inhalt Gift ist, mit einem Totenkopf und gekreuzten Knochen gekennzeichnet werden. „Unser" Gift ist es nicht. Es wird in formschönen, manchmal bunten Flaschen mit hübschen Etiketten und wohlklingenden Namen aufbewahrt. Trotzdem müssten wir auch diese Flaschen als Giftflaschen wahrnehmen und sie auf Grund von Vergiftungserlebnissen nie wieder anrühren. Wäre da nicht die alkoholische Vorschule. Wir spüren genau, dass wir es mit Gift zu tun haben, und trotzdem bemühen wir uns intensiv weiter, das Gift in unsere Körper hineinzuschütten. Wir verhalten uns wie Hacker, die mit allen Mitteln die Firewall eines ausgeklügelten Softwaresystems knacken wollen. Trotzdem kann man immer noch von einer versehentlichen Vergiftung sprechen. Kann das logisch sein? Wir vergiften uns offensichtlich, unsere Systeme aktivieren alle Features unserer angeborenen Überlebensfirewall, und trotzdem rede ich von „versehentlich"? Ich erkläre warum:

Während unserer Ausbildung in der alkoholischen Vorschule kommt das Wort „Gift" in Zusammenhang mit alkoholischen Getränken nicht vor. Unser kindliches Bewusstsein wird in dieser Phase nur mit der Existenz von Gift z.B. in Form von Rattengift oder Rauschgift konfrontiert. Also mit puren Giften, vor denen man auf der Hut sein muss. Alkoholische Getränke sind kein pures Gift und deshalb nicht gefährlich. Oder doch? Eine Episode meiner alkoholischen Grundschule ist folgende: „Stellt Euch vor Leute, der W. hat auf der Party vom S. am Samstag soviel Erdbeerbowle getrunken, dass er eine Alkoholvergiftung hatte, und sein Magen im Krankenhaus ausgepumpt werden musste! Und das, obwohl die Mutter von S. extra vor der Bowle gewarnt hatte, weil bei denen nämlich zusätzlich zum Sekt noch eine ganze Flasche Cognac in die Bowle kommt. Der Vater vom S. war völlig außer sich, als der Notarzt vorfuhr und meinte: ‚Der W. müsse aufpassen, dass er kein Alkoholiker werde.' Logisch, wenn`s einer so übertreibt." In Wahrheit hat der arme W. wahrscheinlich nur den verborgenen Cognac unterschätzt und wollte es in Sachen „erwachsen werden" besonders gut machen. Schlimm nur, dass er (ohne es zu wissen) seine Ethanol-Resistenz erhöht hat. Wenn Sie überlegen, fällt Ihnen bestimmt eine ähnliche Episode aus Ihrer Jugend ein.

Das Prinzip bzw. System ist klar: Die weniger bedrohlichen Vergiftungserscheinungen werden weder wahr- noch ernst genommen; es sind halt **„normale" Vergiftungen im Zuge der Alkoholgewöhnung**. Sie werden als gegeben hingenommen und keineswegs als solche definiert und kommuniziert. Deswegen kann man mit gutem Gewissen von einer Summe von „versehentlichen" Vergiftungen sprechen. Vergiftet sich jedoch jemand (warum auch immer) stärker als der Durchschnitt, so wird er aus dem Kreis der „Normaltrinker" ausgeschlossen und jenem der „Zügellosen" zugeordnet.

Unsere körpereigenen Systeme haben inzwischen erkannt, dass die im Betriebssystem enthaltene Firewall gegen Ethanol nichts ausrichten kann. Deshalb werden erste Hilfsprogramme generiert, die dafür Sorge tragen, dass das Gift unseren Organismus nicht mehr so schnell außer Kraft setzen kann. Auch Erscheinungen wie Übelkeit und Brechreiz werden seltener. Das Immunsystem bildet besondere Untersysteme, die dem wohl jetzt häufiger zu erwartenden Ethanol zu Leibe rücken können. Die Leber lernt Ethanol schneller abzubauen als zuvor. Wir werden zunehmend resistenter, immuner und toleranter gegenüber Ethanol. Die Wissenschaft spricht davon, „dass sich die Toleranz gegenüber dem Toxin Ethanol erhöht". **Diese Grundtoleranz zu erreichen ist das Lernziel der alkoholischen Grundschule.** 90% aller Erwachsenen der westlichen Kulturen haben dieses Lernziel irgendwann zwischen dem 15. und 20. Lebensjahr erreicht. Und noch mal: Ohne alkoholische Vorschule hätte kaum einer die Grundschule mit Erfolg abgeschlossen. Aber unserem System ist Ethanol jetzt in Form von alkoholischen Getränken bekannt, und es hat gelernt damit umzugehen. Der Alkohol ist angekommen. Erst jetzt können wir anfangen, uns über die Wirkung bzw. die Konsequenzen des Konsums alkoholischer Getränke Gedanken zu machen, was wir im nächsten Kapitel auch gleich tun werden...

Der Weg in die Abhängigkeit

Im letzten Kapitel habe ich die Vor- und Grundschule unserer alkoholischen Ausbildung beschrieben und Ihnen damit die wichtigen Meilensteine erklärt. Als nächstes kommt die **Hauptschule unserer alkoholischen Ausbildung**, die 90% aller Erwachsenen erfolgreich abschließen. Die fehlenden 10% sind irgendwo zwischen Vor- und Grundschule ausgeschieden, so dass diese wenigen Trinkversager gar nicht erst in der Hauptschule erscheinen müssen. Meine inzwischen 96-jährige und gesunde Tante Grete wäre ein Beispiel dafür.

Die **Grundvoraussetzungen für den Besuch der Hauptschule**:

— Von unseren körpereigenen Systemen muss Alkohol in gesellschaftsgängigen Mengen ohne besondere Vergiftungserscheinungen akzeptiert werden.

— Trinken ist ein normaler und nicht im Geringsten beanstandungswürdiger Vorgang.

Nachdem diese Voraussetzungen bei uns Jugendlichen gegeben waren, konnten wir uns auf's alkoholische Parkett begeben. War für uns bislang nur das Trinken an sich von Bedeutung, so **begann jetzt die Wirkung von Alkohol interessant und wichtig zu werden**...

Meine Bemühungen des Trinkens mächtig zu werden waren bis zu diesem Zeitpunkt einzig und allein dem vermeintlichen Gruppenzwang gewidmet, mich durch eines der wichtigsten Merkmale (nämlich das Trinken) bewährt zu haben und dem Kollektiv der Erwachsenen anzugehören. Die Wirkung von Alkohol war mir aber immer noch unangenehm. Ich wollte eigentlich keine Beeinträchtigung meines Sprachzentrums, ich wollte keinen Verlust meiner Koordinationsfähigkeit, und ich wollte vor allem nicht vorzeitig müde werden. Dass Alkohol gut schmecken soll und auch noch positive Einflüsse auf mein Befinden haben sollte, das wusste ich nur vom Hörensagen – mich überzeugten weder Geschmack noch Wirkung.

Das änderte sich, als ich das Pils einer regionalen Brauerei entdeckte. Wir trafen uns damals häufig in einer Studentenkneipe, in der dieser Stoff ausgeschenkt wurde. Es war ein hübsches Lokal, man traf immer nette, junge Leute, es lief gute Musik und die Inhaber bemühten sich, eine saubere und freundliche Atmosphäre zu erhalten. Im Service waren immer hübsche Studentinnen, die gutgelaunt ihren Job machten. Prima Laden. Wenn ich einen anstrengenden Tag an der Uni hinter mir hatte und dort am Abend 2-3 Pils zu mir nahm, fühlte ich mich plötzlich wie neu geboren. Alle Spannung fiel von mir ab, ich konnte mich angeregt unterhalten, fühlte mich nicht im Geringsten betrunken und konnte mit dem besten Gefühl nach Hause fahren. Wohl wissend, dass ich die gesetzliche Promillegrenze von damals 0,8 wohl kaum erreicht hatte. Endlich verstand ich, warum so viele Leute so gerne Bier und Wein tranken!

Meine Trinkgewohnheiten von damals würde ich vielleicht sogar heute noch als unbedenklich definieren, wäre da nicht die Häufigkeit, mit der ich diese Gewohnheit zelebriert habe. Es dauerte nämlich nicht lange, und ich war nahezu jeden Abend für vielleicht 1½ Stunden in dieser oder einer anderen Kneipe zu finden. Ich trank immer die gleiche Menge des gleichen (im Notfall ähnlichen) Stoffs, und es ging mir dabei immer blendend. Natürlich gab es auch Tage, an denen ich in keiner Kneipe war und auch nicht trank. An diesen Tagen fehlte mir etwas. Meine Stimmung war nicht so gut wie sonst, und ich schlief am Abend auch nicht so gut ein.

Die Gesellschaft und Therapeuten sagen: Ein Merkmal, das den „Alkoholiker" auszeichnet, ist der **Kontrollverlust**. Der Kontrollverlust sei, so sagen sie, der Umstand, dass der „Alkoholiker", wenn er einmal angefangen habe zu trinken, nicht mehr damit aufhören könne. Im Gegensatz dazu würde der „normale" Trinker sich bewusst dazu entscheiden etwas zu trinken und nach dem

Konsum der gewünschten Menge kontrolliert aufhören.

Diese Definition ist **meiner Meinung nach äußerst fragwürdig** und bringt uns nicht im Geringsten weiter. Sie dient im besten Fall wieder einmal mehr dazu, die Schlechten von den Guten zu unterscheiden und Letztere zu ermutigen, sich fröhlich weiter zu vergiften. Trotzdem ist an der Sache mit dem Kontrollverlust was dran. Die Wahrheit ist:

Wir hatten nie die Kontrolle!

Doch der Reihe nach…

- Stichwort „Werner Höfer": Die alkoholische Vorschule haben wir uns nicht ausgesucht. Wir haben uns auch nicht dafür angemeldet. Wir werden hineingeboren. Wir haben sie zwangsläufig mit Erfolg absolviert. Alles genauso, wie wir uns nicht unsere Muttersprache aussuchen und sie zwangsläufig erlernt haben. OK, das ist plausibel.

- Stichwort „Cognac zu St. Martin": Auch über die alkoholische Grundschule hatten wir keine Kontrolle. Wir haben zwar aktiv daran gearbeitet uns unbeschadet mit Alkohol vergiften zu können, aber wir haben dabei nur das umgesetzt, was uns subtil anerzogen und beigebracht wurde. Wir sind (wie 90% unserer Zeitgenossen) einem kollektiven Zwang gefolgt und hatten dabei nicht die geringste Kontrolle.

- Stichwort „Das Pils der Hausbrauerei": Inzwischen sind wir auf der alkoholischen Hauptschule, und jetzt setzt der Kontrollverlust an. Die 2-3 Pils in der Studentenkneipe hatten zwei entscheidende Eigenschaften: Erstens verbesserten sie mein Wohlbefinden und zweitens verursachten sie keinerlei negative Nebenwirkungen.

Ergo: Ich begann damit, abends zwischen 19:00 und 20:30 Pils zu konsumieren. Meine Systeme merkten sich das. Ich will nicht übertreiben und behaupten, ich hätte schon um 15:00 an mein Pils am Abend gedacht. Nein, so war es nicht... Aber ich ertappte mich dabei, wie ich immer öfter versuchte mir den Abend frei zu halten. So etwa gegen 18:45 suggerierten mir meine Systeme: „Los, fertig machen! Ab in die Kneipe! Pils bestellen!"
Meistens tat ich es auch, bestellte mein erstes Pils, danach noch ein zweites, und wenn der innere Befehl kam noch ein drittes. Wie gesagt, ich fühlte mich wunderbar dabei. Spätestens, wenn das dritte Pils getrunken war, gaben meine Systeme Ruhe bis zum nächsten Tag.

Erinnern Sie sich an die Hilfsprogramme? Bereits jetzt, in der alkoholischen Hauptschule, waren die Wichtigsten in Betrieb. Das hatte die Folge, dass das von der Natur mitgegebene und perfekt konfigurierte Betriebssystem schon in vielen Details gestört wurde. Körper und Geist brauchen Entspannung. Mit meiner „harmlosen" Biertrinkerei habe ich meinen Systemen anerzogen, die notwendige Entspannung mit der alkoholischen Keule durchzuführen. Gleichzeitig hat mein System verlernt, sich auf natürliche, nichtalkoholische Art und Weise zu entspannen.

Entspannung vs. Anspannung – ich möchte kurz auf diesen Zusammenhang eingehen. Die Natur sieht vor, dass Anspannung grundsätzlich ein Sonderzustand unseres Körpers ist, der

Normalzustand soll „Entspannung" sein. Leider ist sich dieser banalen Weisheit kaum jemand bewusst; zumindest nicht in unserer westlichen Welt. Wir wollen alle etwas leisten. Und wir glauben uns dafür anspannen (um nicht zu sagen *verspannen*) zu müssen. Ich habe nichts gegen das Erbringen von Leistung, aber ich habe etwas gegen das ständige Generieren von Anspannung. Wie generiert man Anspannung? Ganz einfach: durch Drohung. Drohung artikuliert sich durch Sätze nach dem Schema „Wenn Du nicht…, dann wird…!" Drohung macht Angst, und Angst generiert Anspannung. Dabei muss die Drohung nicht unbedingt von Außen kommen. Wir sind durchaus auch in der Lage, uns selbst zu drohen, uns selbst Angst zu machen. Dabei benutzen wir früher an uns herangetragene und abgespeicherte Informationen und setzen sie so ein, dass sie möglichst viel Angst und damit Anspannung verursachen. Beispiel: „Wenn ich meinen Abschluss nicht mit mindestens 1,3 mache, habe ich keine Berufschancen und werde wahrscheinlich frühzeitig verarmen." Also konzentriere ich mich täglich völlig verspannt auf dieses Ziel. Gegen Abend versuche ich die Anspannung, die mein System nur schwer ertragen kann, mit einer vermeintlich geringen Menge des Volksentspanners Ethanol aufzulösen. So funktioniert's!

Eigentlich habe ich das Thema Entspannung vs. Anspannung noch nicht abgeschlossen. Aber da wir noch die alkoholische Hauptschule besuchen und ihre Lernziele noch nicht zur Gänze erfahren haben, verschiebe ich weitere und wichtige Betrachtungen bezüglich Anspannung und Angst auf den zweiten Teil des Buches. Nur kurz noch eine frohe Botschaft: Ich habe längst gelernt, mich ohne irgendwelche Drogen zu entspannen. Es ist nicht besonders schwer. Als Kind konnten wir es doch auch! Auch ist es mir ohne besonderen Aufwand gelungen, Anspannungen weitgehend aus meinem Leben zu verbannen.

Es ist schwer zu glauben und schwer zu vermitteln, dass *jeder* **(also bereits auch schon ein geringer) Konsum von alkoholischen Getränken** unabdingbar einen **Kontrollverlust** zur Folge hat. Es ist aber so! Hey Leute, wir haben es mit einer Droge zu tun! Wir reden von einer Drogenabhängigkeit! Stellen Sie sich vor, ein Typ erzählt Ihnen, dass er sich jeden Abend eine Dosis Heroin injiziert. Manchmal würde er diese Dosis auch weglassen, was ihn auch nicht gleich umbringe. Er tue dies völlig kontrolliert, und das Ganze sei harmlos – ja sogar gesund. Was würden Sie sagen? Ist es nicht nahe liegend, dass der Typ bereits abhängig ist und seinen Heroinkonsum gar nicht kontrollieren kann? Natürlich ist es so! Jede Art der Drogenabhängigkeit zeichnet sich durch das Eintreten von Kontrollverlust aus. Ganz logisch. Unsere natürlichen Systeme geraten aus dem Gleichgewicht. Hilfsprogramme werden generiert: Um unserem Empfinden das Gefühl von entspannter Normalität zu geben (vorzugaukeln), fordert unser lädiertes Betriebssystem zu einer bestimmten Zeit ein bestimmtes Quantum der betreffenden Droge ein. Es bedient sich dabei Fertigkeiten, die noch vom gesunden Betriebssystem stammen. Ein subtiles Gefühl entsteht[9], und das Betriebssystem lässt uns den vermeintlich fehlenden Stoff solange zuführen, bis das Gleichgewicht wieder hergestellt ist. Wir trinken Alkohol.

Beim Konsum der Droge Alkohol kann das recht lange gut gehen. Bei mir funktionierte die Trinkerei fast 10 Jahre lang. Niemand, am wenigstens ich selbst, wäre auf die Idee gekommen, mich als alkoholabhängig oder gar als „Alkoholiker" zu bezeichnen. Natürlich blieb es nicht bei den 2-3 kleinen Bier am Abend. Es konnten auch mal 5-6 werden. Es kamen auch mal 2-3 Gläschen Sekt am Vormittag dazu – aber nur, wenn die

---

[9] ähnlich wie Hunger oder Lust auf etwas haben

Situation es zuließ. Betrunken war ich nie. Auto gefahren bin ich immer. Ein schlechtes Gewissen hatte ich nie. Warum auch? Dass jedes Glas, das ich trank, Funktion eines Kontrollverlustes war, wusste ich nicht. Dass jede Alkoholration das Erreichen eines bestimmten Zustandes zum Zweck hatte, war mir nicht bewusst. Ich war schon lange alkoholabhängig und hatte keinen blassen Schimmer davon.

Sie sehen: Inzwischen schmeckte der Alkohol recht gut. Allerdings nur bestimmter, z.B. nur nach Pilsner Brauart gebraute Biere, ein paar Sektmarken und Champagner. Spirituosen schmeckten mir noch immer nicht. In Wahrheit schmeckt überhaupt kein alkoholisches Getränk! Denken Sie an Ihre Kindheit! Alkoholische Getränke werden von den Herstellern so komponiert, dass sie möglichst verträglich sind. Das ganze Gerede von Blume und Bouquet, Aroma und Würze, von Frische und Temperatur ist lächerlich. Alles Quatsch! Das ganze Zeug schmeckt (vermeintlich) erst, wenn man damit eine kurz bevorstehende, positive Wirkung assoziiert. Und wenn man die Erfahrung gemacht hat, dass sich die postkonsumen Nebenwirkungen in Grenzen halten. Alkohol schmeckt erst, wenn man davon abhängig ist; genau wie Zigaretten.

Wenn wir dieses Gefühl erreicht haben, ist der alkoholische **Hauptschulabschluss geschafft**. Wir sind alkoholabhängig, unauffällig und bedingt glücklich. Wir haben natürliche Entspannungstechniken verlernt und fühlen uns mit 90% unserer Zeitgenossen ebenbürtig.

Abschluss in der Tasche. Und jetzt? Ca. 60% der Trinker verharren auf einer über die Jahre leicht, aber konstant zunehmenden Alkoholabhängigkeit mit Hauptschulniveau. Magen-, Darm-, Herz-, Kreislauf- und Krebserkrankungen, die bei diesen Leuten jenseits der 60 auftreten, werden als normale Alterserscheinungen gedeutet. Die anderen 30% Hauptschulabsolventen vertiefen ihre Alkoholabhängigkeit. Dazu gehörte ich. Vielleicht gehören auch Sie dazu?

Nachdem ich über 10 Jahre mehr oder weniger normal getrunken hatte, geriet ich beruflich unter Stress. Ich war seit Jahren Geschäftsführer meiner eigenen Firma. Eine Branche, in der viel Geld umgesetzt wird. Mitte der 1990er Jahre kündigte sich die Rezession an. Die Gewinnmargen sanken, die Geldflüsse wurden langsamer, gerieten ins Stocken. Die Banken drehten am Rad. Und ich? Ich bekam Angst. Existenzangst. Jeden Morgen musste ich eine Reihe schwieriger Telefonate mit Geld gebenden Banken führen, deren positiver Ausgang für mich und meine Mitarbeiter existenziell wichtig waren. Jeden Morgen hatte ich Angst vor diesen Telefonaten, und jeden Morgen musste ich sie führen. Eines Morgens registrierte ich beim Bezahlen an der Tankstelle das Sortiment von Flachmännern neben der Kasse. Ich kaufte ein 0,1 l Fläschchen Wodka. 0,1 Liter... was ist das schon. Auf der Fahrt ins Büro schüttete ich das Zeug in mich hinein – und es schüttelte mich gehörig. Mein Gesicht verzog sich, und meine Systeme meldeten: „Hey Mann, das gehört nun *wirklich* nicht in deinen Körper - und schon gar nicht um diese Zeit!!!" Trotzdem geschah etwas (aus meiner heutigen Sicht) Tragisches: Das Zeug wirkte. Ich kam völlig ruhig, fast zufrieden und mit einem warmen Gefühl im Bauch im Büro an. Ich konnte exzellent telefonieren und ein gutes Ergebnis erzielen. Wow! Einige Tage später standen wieder schwierige Telefonate an, und was glauben Sie, was ich tat? Genau: wieder Tankstelle, wieder Wodka, wieder Superergebnis. Ich will es abkürzen. Meine Systeme registrierten den morgendlichen Alkoholeingang sofort und gaben nach kurzer Zeit allmorgendlich den Befehl zum Konsum. Kontrollverlust jetzt auch zusätzlich am Morgen:

Morgendlicher Kontrollverlust: Trinke 1 x 0,1 l Wodka!
Abendlicher Kontrollverlust: Trinke 3 x 0,4 l Pils!

Mit diesem Trinksystem wurde ich nicht auffällig und kam ein Weilchen klar. Aber eben nur Weilchen. Dann nämlich geschah etwas, was ich nicht für möglich gehalten hätte: Meine Systeme begannen zu tillen[10]. Plötzlich erhielt ich auch um 11:00, um 15:00, um 17:00 den Befehl zu trinken. **Wusste ich zuvor noch warum ich trank, so wusste ich es jetzt nicht mehr.** Alkoholische Kontrollverluste werden irgendwann zum Selbstläufer. Es muss für's Trinken keine besonderen Situationen mehr geben. Unser Rechenzentrum ist einfach überfordert und agiert unberechenbar. Allerdings wusste ich wann, mit welcher Häufigkeit und auf welcher Plattform meine Kontrollverluste auftraten. Deshalb konnte ich mir selbst und meinem Umfeld locker klarmachen, dass ich die 3 Bier ab 19:00 völlig kontrolliert trank. Wenn es eines mehr wurde, kam eben ein kleines Kontrollverlüst'chen hinzu, das ich mit „Ich hab halt heute eins mehr getrunken" kaschieren konnte. Das Ganze wurde bei mir bald berechenbar. Berechenbar insofern, als dass ich nur noch Kontrollverluste hatte. Das heißt, ich trank nur noch; den ganzen Tag und bis zur Bewusstlosigkeit. Die Wodkaflasche war mein ständiger Begleiter geworden.

Klingt dramatisch, oder? Ist es aber nicht. Es ist nur logisch. Klar – wenn ich nicht mit dem Trinken aufgehört hätte, wäre ich heute in der Klapse oder tot. So sicher wie das Amen in der

---

[10] auszurasten, durchzudrehen

Kirche. Ich hab aber aufgehört, und das war nicht schwer. Wie das geht, behandeln wir im nächsten Kapitel.

Zuvor müssen wir uns aber noch mit dem Phänomen „**Entzugserscheinungen**" auseinandersetzen. Sie werden in „Fachkreisen" auch als untrügliches Zeichen dafür benannt, dass jemand zum „Alkoholiker" mutiert ist. Gemeint sind äußerlich wahrnehmbare Erscheinungen wie z.B. Zittern, Kaltschweiß, rasender Puls, auffällige Unruhe und Ähnliches. Auch ich hatte gegen Ende meiner Trinkerkarriere mit diesen Erscheinungen zu tun.

Die Ursache dafür ist klar: Unser Rechenzentrum arbeitet im fortgeschrittenen Trinkstadium fast nur noch mit Hilfsprogrammen, die unsere körperlichen und seelischen Notlaufeigenschaften nur unter ständigem Nachschub von Ethanol gewährleisten können. Wir haben den höchsten Grad der Abhängigkeit erreicht.

Trotzdem haben Leute in diesem Stadium gegenüber weniger abhängigen Trinkern einen immensen Vorteil, den ich aus eigener Erfahrung schildern kann: Erst mit dem Auftreten der Entzugserscheinungen wurde mir klar, dass ich tatsächlich alkoholabhängig war. Entzugserscheinungen sind nichts anderes als Kontrollverluste. Unser System kann es sich in diesem Stadium nicht mehr erlauben, mit subtilen, unauffälligen Inputbefehlen zu arbeiten. Es weiß: Wenn nicht sofort Nachschub kommt, kollabiert es. Bei derart intensiven Kontrollverlusten *muss* Ethanol nachgeführt werden.

Ich habe dann irgendwann geglaubt, ich könnte auf eigene Faust mit reiner Willenskraft meinem System den Alkohol entziehen. Das hat 24 Stunden lang geklappt. Dann erlitt ich einen katastrophalen epileptischen Anfall, der nur durch den Einsatz eines schnell gerufenen Notarztteams einen glimpflichen Ausgang gefunden hat. Brandgefährlich! Deshalb hier noch einmal **meine dringende Bitte**: Lesen Sie das Buch erst ganz zu Ende, ohne Ihre Trinkgewohnheiten zu ändern. Achten Sie nur darauf, beim Lesen nicht völlig alkoholisiert zu sein. Wenn Sie dies tun, können Sie später in eigener Regie Ihre Gesundheit wiederherstellen.

Nun aber die **Erkenntnisse dieses Kapitels**. Bitte lassen Sie beim Lesen wieder Ihre eigene Geschichte Revue passieren, um sich über Ihren Werdegang Klarheit zu verschaffen… In der alkoholischen Hauptschule lernen wir abhängig zu trinken und dabei völlig unauffällig zu bleiben. Jeder Schluck bewirkt eine von unserem Rechenzentrum eingeforderte Bewusstseinsveränderung. Das Trinken wird uns befehlsartig vorgegeben. Diese Befehle werden als „Kontrollverlust" bezeichnet und vor dem jeweiligen Trinkvorgang gegeben. Dieser Umstand beweist, dass die klassische Theorie vom „Alkoholiker"[11] völliger Quatsch ist. Vielmehr kann man vom mehr oder weniger abhängigen Trinker reden, der sich nur durch das mehr oder weniger häufige Auftreten seiner Kontrollverluste von anderen unterscheidet. Ein stark abhängiger Trinker erhält von seinem Rechenzentrum ständig den Befehl, mit dem Trinken anzufangen. Diese Befehle können sich in Form von körperlichen Entzugserscheinungen äußern.

---

[11] Ein Alkoholiker zeichnet sich dadurch aus, dass er die Kontrolle über sein Trinken derart verliert, dass er nicht mehr aufhören kann.

Der Weg in die Freiheit

Wir erinnern uns: Abhängigkeit fängt sehr früh an und entwickelt sich über Jahre. Beim Einen entwickelt sie sich mehr, beim Anderen weniger. Wenn Sie beispielsweise nur 3 Bier oder eine halbe Flasche Wein am Tag trinken, ist es genauso sinnvoll mit dem Trinken aufzuhören wie bei 10 Bier oder 5 Flaschen Wein.

Grundsätzlich ist es völlig egal wie viel Sie trinken, was Sie trinken, und wie oft Sie trinken. Aufhören ist immer gut.

Dass Sie mit dem Trinken aufhören möchten ist offensichtlich; sonst hätten Sie nicht so weit gelesen. Nun sollten wir ernsthaft über das „wie" des Aufhörens nachdenken. Ich zeige Ihnen in diesem Kapitel den Weg in die Freiheit; ich gebe Ihnen quasi den Gefängnisschlüssel. Doch zuvor möchte ich Sie nochmals bitten, das Buch **erst ganz zu Ende zu lesen** und dann zu diesem Kapitel zurückzukehren und die notwendigen Schritte einzuleiten.

Auf welcher Stufe der Trinkerskala stehen Sie eigentlich?

Als erstes muss Ihnen alleine klar sein, **wie viel Sie tatsächlich trinken**. Sie müssen es nicht Ihrem Partner, Ihrem Arbeitgeber oder sonst wem sagen. Nur Sie müssen Ihre Ausgangslage kennen, um für sich die richtige Entscheidung zu treffen. Es ist wichtig, sich an dieser Stelle nicht selbst zu betrügen – Sie müssen genau wissen, wo Sie stehen. Seien Sie kleinlich genau!

Als nächstes müssen Sie wissen, ob Sie unter **Entzugserscheinungen** leiden. Zittern, Kaltschweiß und Übelkeit sind sichere Anzeichen.

Wenn Sie Ihre Antworten kennen, gibt es je nach Stadium **zwei Möglichkeiten, mit dem Trinken aufzuhören**:

- mit medizinischer Hilfe aufhören oder
- einfach selbst aufhören

AUFHÖREN MIT MEDIZINISCHER HILFE

Wenn Sie einen großen Alkoholkonsum haben, dann sind Sie auf dem Weg zur Alkoholunabhängigkeit auf fremde, fachkundige Begleitung angewiesen. Denn auf diesem Weg wird die mittlerweile stattliche Anzahl von Hilfsprogrammen, die in Ihrem Körper tätig ist, den fehlenden Alkohol unerbittlich einfordern und Ihr Rechensystem möglicherweise zum Kolabieren bringen. Das ist sehr gefährlich, manchmal sogar lebensbedrohlich. Deshalb müssen Sie nun **als erstes einen Arzt aufsuchen**, der den Weg mit Ihnen geht. Gut ist ein Facharzt, ein Allgemeinmediziner (Hausarzt) tut es aber auch; es muss nur ein Arzt Ihres Vertrauens sein. Der Grund Ihres Besuches geht außer Sie und den Doc niemanden etwas an. Erklären Sie ihm, was Sie wollen. Sagen Sie ihm, dass Sie alkoholabhängig sind und zum Aufhören vielleicht eine körperliche Entgiftung brauchen. Hierzu müssten Sie ihm Ihre Trinkgewohnheiten schildern. Schämen Sie sich nicht! Und bedenken Sie: Ein Arzt steht unter Schweigepflicht. Sollten Sie dann gemeinsam zu dem Schluss kommen, dass eine medizinische Entgiftung notwendig ist, dann sollten Sie nicht lange zögern und diese auch in Angriff nehmen.

Medizinische Entgiftung? Das Wort „Entgiftung" gehört zu den Fachausdrücken, die den Sachverhalt treffend darstellen, die den Nagel gewissermaßen auf den Kopf treffen: Der Körper wird entgiftet. Wir wissen mittlerweile, dass sich das Gift Ethanol überall in unserem Körper breit gemacht hat. In Folge dessen hat unser Rechenzentrum zig Hilfsprogramme generiert, um unsere Funktionen am Laufen zu halten. Um nun das Gift aus dem Körper zu verbannen, müsste man theoretisch nur mit dem Trinken aufhören und warten, bis der ganze Alkohol von unseren Systemen abgebaut ist. Dies geschieht relativ schnell. Wenn's aber nur so einfach wäre... Leider schlagen mit abnehmendem Alkoholpegel die Hilfsprogramme Alarm, so dass wir uns in freier Wildbahn schnell in der Not sehen, unserem Körper erneut Gift zuzuführen. Der Trick: Bei der Entgiftung wird unserem System statt Alkohol ein genau dosiertes Medikament zugeführt. Mehrfach am Tag muss das Herz-Kreislaufsystem kontrolliert und die Medikamentendosis angepasst werden.

Es gibt Ärzte, die eine **ambulante Entgiftung** vorschlagen, also eine Entgiftung zu Hause. Ich würde es Ihnen nicht empfehlen. Gönnen Sie sich eine Behandlung im Krankenhaus. Das hat den Vorteil, dass die ersten alkoholfreien Tage aus medizinischer Sicht recht angenehm für Sie sind, und dass Sie Ihr gewohntes Umfeld für einige Zeit verlassen. Sie können sich auf sich und Ihre Gesundheit konzentrieren.

Stationäre Entgiftungen werden in normalen Krankenhäusern, auf speziellen Stationen psychiatrischer Kliniken und in psychosomatischen Fachkliniken durchgeführt. Alle führen zum Ziel, nämlich die sichere und angenehme Entgiftung Ihres Körpers.

Ich rate jedem, der **genug Geld hat und privat versichert** ist, eine 1-3-wöchige Entgiftung **aus eigener Tasche zu zahlen**, um nicht bei der Krankenversicherung alkoholisch aktenkundig zu werden. Sie würden sofort als Risikopatient geführt werden und in Zukunft nur Nachteile zu erwarten haben.

Sind Sie **privat versichert und brauchen eine Überweisung**, dann sollte die Diagnose des Arztes nicht unbedingt Vokabeln wie „Alkoholabusus" oder „Alkoholiker" enthalten. So haben privat Versicherte und Beamte eine Chance, die Behandlungskosten von der Versicherung erstattet zu bekommen und in Zukunft nicht unter dem Stigma „Alkoholiker" geführt zu werden.

Wenn jemand **gesetzlich versichert** ist, spielt die Kenntnis einer Suchtbehandlung bei der Versicherung keine Rolle. Die Behandlung in einer Privatklinik wird zwar wahrscheinlich nicht übernommen, jedoch werden Aufenthalte in normalen Kliniken anstandslos bezahlt. Trotzdem würde ich weder beim Arbeitgeber noch im privaten Umfeld meinen Krankenhausaufenthalt großartig erklären. Sie sind krank und basta!

Wo ich gerade beim Thema bin: Ich kenne Ihre Lebensumstände, Ihre berufliche Stellung und Ihre materiellen Möglichkeiten nicht. Trotzdem empfehle ich jedem, den sinnvollen und wertvollen Weg einer medizinischen Entgiftung nicht unbedingt publik zu machen. Leider ist es in unserer Gesellschaft immer noch so, dass nicht der Sachverhalt, dass Sie ein bisschen viel trinken die meisten Nachteile mit sich bringt, sondern es ist die Suchtbehandlung. Das sagt Ihnen natürlich niemand ins Gesicht. Im Gegenteil: Man wird Ihnen erklären, wie toll man das alles findet, wie wacker Sie sich der Sucht stellen, wie freimütig Sie das alles „zugeben", und wie glücklich alle darüber sind. Sie sind super! Nur wird man Sie bei der nächsten

Beförderung nicht berücksichtigen, beim nächsten Kreditgespräch wird Ihre Bonität gesunken sein, und die private Krankenversicherung wird Sie bei der erstbesten Gelegenheit hinauswerfen. **Also: Diskretion!**

Nun zurück zum Thema. Einen stationären Entzug können Sie z.B. in einer **psychiatrischen Klinik** machen. Das Personal ist topfit und bestens geschult. Logisch, die machen ja auch den ganzen Tag nichts anderes. Allerdings müssen Sie sich darauf einstellen, dass Sie auf so einer Entgiftungsstation sehr kranke Menschen kennen lernen. Es gibt Patienten, die vielleicht schon zum 35. Mal entgiftet werden und sich, kaum haben sie das Krankenhaus verlassen, erneut die Kanne geben.[12] Ihnen kann so etwas nicht passieren: Sie glauben ja inzwischen nicht mehr, dass Alkoholtrinken normal ist und zum guten Leben dazu gehört. Sie werden nur eine einzige Entgiftung machen. Wenn Sie vielleicht schon die eine oder andere hinter sich haben, wird das Ihre letzte sein. Denken Sie daran: Sie entgiften Ihren Körper und Geist jetzt ganz bewusst zu 100% von Ethanol – und bestimmt nicht, um sich danach gleich wieder zu vergiften. Wie gesagt: Psychiatrische Kliniken sind gewöhnungsbedürftig. Sie sind nicht jedermanns Sache. Trotzdem ist der Aufenthalt dort für eine begrenzte Zeit sicherlich nicht von Nachteil. Man hat dort viel Zeit und trifft Leute, die sich auch vom Alkohol befreien wollen (oder denen man gesagt hat, sie müssen mit dem Trinken aufhören). Gespräche und Erfahrungsaustausch zwischen Gleichgesinnten sind sehr hilfreich. Allerdings können Sie nicht davon ausgehen, dass die anderen dieses Buch gelesen haben. Lassen Sie sich also nicht zu sehr auf die „Alkoholikerstories" der anderen ein, sondern gehen Sie Ihren eigenen Weg.

---

[12] so genannte „Drehtürpatienten"

Viele ganz **normale Krankenhäuser** entgiften ebenfalls, auf einer normalen Station. Keine Psychiatrie. Wer bei sonst guter Gesundheit ist und noch keine besonderen Alkoholbehandlungen bekommen hat, kann diesen Weg problemlos gehen. Allerdings werden Sie dort kaum auf Psychologen und therapeutisch geschultes Personal treffen und kaum Kontakt zu alkoholabhängigen Patienten haben. Klar wird es die dort vielleicht auch geben. Vielleicht sogar auch alkoholabhängiges (Pflege-) Personal. Nur: Sie werden es Ihnen nicht sagen! Der Alkoholiker sind ja Sie. Der Herr Müller wird nur wegen eines Leberleidens behandelt, und die rote Nase von Dr. Schmidt ist stressbedingt. Ehrlich gesagt: In meinem eigenen Interesse würde ich den Grund Ihres Aufenthaltes auch für mich behalten. Auch meinem Besuch würde ich etwas von Routineuntersuchung oder so erzählen. Ach ja: Im Gegensatz zu Psychiatrien wird in normalen Krankenhäusern hier und da ein Gläschen Alkohol getrunken. Lassen Sie sich dadurch nicht beeindrucken! Denken Sie daran, dass die anderen abhängig sind, und auch im Krankenhaus ihre Abhängigkeit pflegen müssen. Da müssen Sie darüber stehen. Sie wollen Körper und Geist von der Droge Alkohol, dem Gift Ethanol befreien!

Wenn Sie genug Geld haben, sollten Sie den Aufenthalt in einer **privaten, psychosomatischen Klinik** wählen. Zwar werden dort neben professionellen Entgiftungen auch Patienten mit anderen psychosomatischen Störungen behandelt, jedoch halte ich persönlich einen Aufenthalt in so einer Klinik für den besten. Der Grund: Dort wird im Gegensatz zur Psychiatrie nicht so anstandslos das Stigma „Alkoholiker" verteilt, und es wird dort auch nicht getrunken. Wenn Sie also einen solchen Aufenthalt organisieren können, rate ich Ihnen dringend dazu.

Nehmen Sie dieses Buch mit zur Behandlung, und lesen Sie es während des Aufenthalts noch mal; es wird sich lohnen. Begreifen Sie die Phase der Entgiftung als Phase der Befreiung vom Alkohol und nicht als die Einhaltung eines von anderen ausgesprochenen Verbots.

Möglicherweise werden diverse Leute während der Behandlung an Sie herantreten und Ihnen vorschlagen, eine **Langzeittherapie** zu beantragen bzw. zu absolvieren. Ich würde das auf keinen Fall tun! Ich halte die gängigen Langzeittherapien für eine wahre Katastrophe. Alles, was *nach* einem Entzug an Seele und Körper zu reparieren ist, geht ambulant, gezielt und wirkungsvoll. Dazu müssen Sie sich nicht monatelang in irgendeine therapeutische Klinik begeben, deren Aura eine völlig verzerrte Welt darstellt, und die nicht das Geringste mit der realen Welt zu tun hat, aus der wir kommen und in der wir leben wollen. Lassen Sie es also bleiben! Sie würden für den Rest Ihres Lebens zu hören bekommen, dass Sie ja in der Trinkerheilanstalt waren, was im Empfinden der Bevölkerung etwa einem Gefängnisaufenthalt gleichkommt.

Es ist sinnvoll und ausreichend, eine Entgiftung zu machen und dann wieder ins normale Leben zurückzukehren. Punkt.

SELBST MIT DEM TRINKEN AUFHÖREN

Ist Ihr Trinken noch nicht so weit fortgeschritten, dass eine medizinische Entgiftung notwendig ist, dann finden Sie in diesem Abschnitt ein paar Hinweise, wie man das Aufhören angenehm gestalten kann.[13]

Zunächst: Hören Sie bewusst mit dem Trinken auf! Sehen Sie den Tag, an dem Sie aufhören, als **Festtag** an – und nicht als den Tag, ab dem Sie armer Mensch auf etwas Angenehmes verzichten müssen. Vielleicht können Sie sich frei nehmen? Dann unternehmen Sie was Schönes!

Wenn Sie es gewohnt sind, **während des Essens** zu trinken, dann denken Sie an Ihre Kindheit! Lernen Sie wieder, ein Essen mit einem nichtalkoholischen Getränk zu genießen.

Meiden Sie zu Beginn alle **Plattformen des Alkoholkonsums**; Bierkneipen wären ein Beispiel. Viele Leute sagen, Sie hätten 3 Wochen lang keinen Alkohol getrunken – für sie ein Beweis, dass sie nicht alkoholabhängig sind und somit kein Problem, jetzt wieder zu trinken. Das ist natürlich nicht unser Ziel. Uns geht es darum, uns nie wieder zu vergiften. Das wäre ja so, als wenn jemand nach 3 Wochen Nichtrauchen festgestellt hat, dass er nicht abhängig ist und deshalb danach munter weiter raucht. Nein, die einzig sinnvolle Zielsetzung muss sein, ganz und für immer mit dem Trinken aufzuhören. Alles andere ist Augenwischerei.

Egal ob mit Krankenhaus oder ohne: **Nach 2 Wochen ist der Entzug vorbei**, und der Körper hat seinen normalen, vielleicht

---

[13] siehe aber auch Kapitel „Erste Schritte in der neune Freiheit"

seit Jahren brach liegenden Ablauf wieder etabliert. Die Hilfsprogramme sind nicht mehr aktiv. Allerdings sind sie nicht gelöscht. Unsere Maschine hat diese Hilfsprogramme über Jahre mühselig generiert und legt sie für den Notfall ab. Manche Leute nennen das „Suchtgedächtnis". Ich finde, das ist das falsche Wort. Es ist einfach die Intelligenz eines Systems, einmal notwendig gewesene Programme für den Notfall zu verwahren, um sie bei Bedarf wieder benutzen zu können. Das ist der Grund, warum sich jeder rückfällige Drogenkonsum wieder genau auf dem Niveau einstellt, auf dem er beendet wurde. Ein Beispiel: Als jüngerer Mann habe ich ungefähr 2 Schachteln Zigaretten am Tag geraucht und mit Ende 20 aufgehört. Ich habe dann 10 Jahre lang nicht geraucht. Mit Ende 30 habe ich erneut angefangen zu rauchen, und es hat keine 2 Wochen gedauert, bis ich wieder auf dem 2-Schachtel-Niveau war. Natürlich ist das Rauchen ebenfalls giftig und macht süchtig. Aber das weiß ja inzwischen auch jeder.

Die größte Gefahr rückfällig zu werden ist nicht Ihr vermeintlich labiler psychischer Zustand nach der Entgiftung, sondern die Tatsache, dass in Ihrem Umfeld viele Normaltrinker unterwegs sind, die Ihnen direkt oder indirekt suggerieren „Trinken ist normal, Nichttrinken ist abnormal! Beweisen Sie Selbstbewusstsein! Stellen Sie sich vor, Sie hätten mit dem Rauchen aufgehört und ein Heer von Rauchern wolle Ihnen weismachen, Rauchen sei normal und Nichtrauchen abnormal. Das wäre doch absurd, oder? Leider ist die öffentliche Meinung hinsichtlich des Konsums von Alkohol anders (negativer) als von Nikotin. Sehen Sie sich als Vorreiter! Ich bin sicher, dass sich in den nächsten Jahren die öffentliche Meinung und das Bewusstsein der Menschen in Bezug auf Alkohol beachtlich ändern werden. Nicht zuletzt wegen des Kostendrucks auf die Gesundheitskassen. Vielleicht trägt auch dieses Buch etwas dazu bei?! Mir persönlich reicht es schon, wenn Sie als Leser für Ihr Leben einen großen Profit ziehen und damit vielleicht auch verhindern, dass Ihren Kinder der gleiche Schwachsinn rund um Alkohol erzählt und vorgelebt wird, wie er uns einmal erzählt und vorgelebt worden ist.

Wenn alles geklappt hat, sind Sie jetzt frei von Alkohol.

Herzlichen Glückwunsch!

Zwischenbilanz

Wir haben uns in den letzten Kapiteln darüber Gedanken gemacht, wie Alkoholabhängigkeit entsteht, wo sie beginnt, und wohin Sie führen kann. Vielleicht ist Ihnen aufgefallen, dass ich das Wort **Schuld** nur ein einziges Mal benutzt habe, nämlich ganz zu Beginn im Kapitel „Alkoholiker gibt es nicht". Leider spielt Schuld im Zusammenhang mit Alkoholabhängigkeit eine große Rolle, weshalb wir uns damit auseinandersetzen müssen.

Menschen, die über dem Durchschnitt alkoholabhängig geworden sind, werden nicht nur als „Alkoholiker" bezeichnet, sondern es wird ihnen auch vorgeworfen, für diese Entwicklung eigene Schuld zu tragen. Das ist eine dumme, höchst primitive und eigentlich menschenverachtende Unterstellung.

Im Duden ist nachzulesen:

1.) Schuld = Vorwerfbarkeit
2.) Voraussetzung für Schuld ist, dass der Schuldige die Option hatte, die als schlecht definierte Tat nicht auszuüben.

Wir haben in den vorangegangenen Kapiteln gesehen, dass es in unserer Gesellschaft verdammt schwer ist, nicht alkoholabhängig zu werden. Es ist gewissermaßen Pflicht. Die Gesellschaft bietet und forciert alles, was für die Anlage einer fundierten Abhängigkeit notwendig ist. Es stellt sich also weder die Frage der Vorwerfbarkeit, noch die Frage nach der Option. Wir hatten keine Option. Lassen Sie sich also von niemandem wegen Ihrer Alkoholabhängigkeit Schuldzuweisungen gefallen! Alkoholabhängigkeit ist ein Sachverhalt und keine Straftat.

Wollte man über Schuld nachdenken, müsste man diese wohl eher **beim Staat, bei der Getränkeindustrie und bei den Werbepsychologen** suchen. Bei der Getränkeindustrie bin ich jedoch mit einer Schuldzuweisung vorsichtig. Sie verdient ihr Geld nicht mit den Schwerstabhängigen. Sie braucht die vielen „Normaltrinker", um ihr Geschäft rentabel zu machen. Dass deren Nachfrage auch aus einer Abhängigkeit heraus entsteht, dürfte der Alkoholindustrie nur bedingt klar sein.[14] Im Gegensatz zu anderen Drogenhändlern und Produzenten, deren Geschäft illegal ist, und denen die Abhängigkeit ihrer Kunden 100% bewusst ist, gilt für die legalen Ethanol-Produzenten und -Händler die Ammenmär vom gesunden, kontrollierten und normalen Trinken. Schwups, und sie sind moralisch aus dem Schneider. Sie bedienen eine legale Nachfrage mit legalem Drogenhandel. Von Schuld kann keine Rede sein. Und sie werden von den Werbern unterstützt: Während die Zigarettenbranche inzwischen üble und dramatische Sprüche über die Folgen des Zigarettenkonsums auf ihre Schachteln drucken muss, können die Werber für die Alkoholfraktion nach wie vor und ungehemmt die vermeintlichen Vorzüge des tötenden Nasses in Form von allerlei angenehmen Werbeträgern streuen. Scham oder Schuld empfinden sie dabei natürlich nicht. Sie trinken ja alle selbst. Sie wissen nicht, dass sie abhängig sind.

---

[14] Vielleicht fragen Sie sich gerade, warum ich immer wieder auf den armen Normaltrinkern herumhacke, als wolle ich alle für die Abhängigkeit eines Einzelnen verantwortlich machen. Das will ich nicht. Ich will nur betonen, und das ist für Ihren individuellen Weg in die Unabhängigkeit sehr wichtig, dass wir in einem alkoholischen Gesamtsystem leben, das fest davon überzeugt ist, dass Alkohol trinken eine normale Sache ist.

Klar, sie haben durch ihre eigene alkoholische Vorschule nichts anderes gelernt.

Ich persönlich bin davon überzeugt, dass Alkoholismus eine seit Generationen überlieferte Fehlentwicklung ist, die alle **Gesellschaften schädigt**. Was nützt dem Staat die Branntweinsteuer? Auf der anderen Seite bezahlen die Krankenkassen immense Summen für die Behebung von Ethanolschäden, die Rentenversicherer bezahlen Milliarden für aufwändige (und zumeist sinnlose) Langzeittherapien, die Gefängnisse sind voll von Straftätern, deren Straftaten im Suff verübt wurden, Verkehrsunfälle werden verursacht, die Leistungsfähigkeit der Betroffenen sinkt, der volkswirtschaftliche Schaden ist gigantisch. Das lässt sich mit der Alkoholsteuer alles nicht bezahlen.

Letztendlich ist niemand schuldig, wenn es um Alkoholmissbrauch geht. Eine gewisse Leichtfertigkeit im Umgang mit dieser Droge muss ich allen Beteiligten durchaus unterstellen. Mich inbegriffen. Heute weiß ich es besser.

Alkoholabhängige seien nicht heilbar, sagt die Medizin. Der „Alkoholiker" sei mit der Krankheit Alkoholismus behaftet. Diese kann nur zum Stillstand gebracht werden und birgt größte, lebenslange Rückfallrisiken in sich. Auf jeden Fall „darf" der Betroffene nie wieder einen Tropfen anrühren, sonst ist's aus mit ihm. Er muss *verzichten*! Auf Lebzeit. So oder so ähnlich sehen die offiziellen Definitionen der Mediziner, der Psychologen und vieler Selbsthilfegruppen aus. Ich sage: Damit kommen Sie nicht weit. Sie müssen sich eine völlig andere Grundeinstellung aneignen. Wenn Sie den Inhalt der vorangegangenen Kapitel verstanden haben, dann wissen Sie, dass es keine traurige Perspektive ist, nie wieder Alkohol zu trinken. Alkohol hat im menschlichen Körper nichts zu suchen! Erst der alkoholfreie Körper und Geist kann die volle Lebensqualität erleben. Das ist Ihr Ziel. Von nun an völlig frei und unabhängig von dieser giftigen Gesellschaftsdroge zu sein und es für den Rest Ihres Lebens zu bleiben. Wenn Sie das verstanden und verinnerlicht haben, können Sie getrost mit dem Trinken aufhören. Der Alkohol wird nach und nach gänzlich aus Ihrem Bewusstsein verschwinden, und Sie werden sich bald kaum noch vorstellen können, ihn jemals konsumiert zu haben.

Ich habe an verschiedenen Stellen behauptet, dass es gibt keine „Alkoholiker" gibt. Anders sieht's mit „**Alkoholismus**" aus. Den gibt es sehr wohl. Manche „Experten" erklären mittlerweile sogar, dass man Alkoholismus (als Krankheit betrachtet) nicht auf den einzelnen Trinker beziehen dürfe, sondern dass auch seine ganze Familie damit zu tun habe. Alkoholismus als Familienkrankheit. Hhmm. *Ich* behaupte: Alkoholismus ist eine *Gesellschafts*krankheit, eine Volksseuche, die sich über Jahrhunderte entwickelt hat, deren Strukturen weit vernetzt sind, und die unbeschadet alle politischen und kulturellen Entwicklungen überstanden hat. Über den Quatsch von der Vererbbarkeit möchte ich gar nicht erst nachdenken.

Eine Abkehr der Gesellschaft vom Alkohol kann ich mir in nächster Zeit kaum vorstellen. Unsere persönliche Befreiung von dieser Seuche hingegen ist ein Klacks. Ich will kein Weltverbesserer sein. Ich gehe sicher nicht mit erhobenem Zeigefinger durch die Welt und ermahne andere bloß nicht zu trinken. Dafür ist mir meine (Leb-) Zeit zu schade. Das einzige, das ich zum Thema beitrage ist dieses Buch – und ich freue mich, wenn es jemand kauft, liest und was davon hat. Ansonsten setze ich mich nicht weiter und eingehender mit einer giftigen Volksdroge auseinander – abgesehen davon, dass ich meiner Tochter keinen Quatsch über die Qualität alkoholischer Getränke erzähle.

Damit wäre der erste Teil dieses Buches abgeschlossen. Widmen wir uns dem zweiten Teil: Wie setzt man den Schritt in die Unabhängigkeit konkret um? Und was muss man tun bzw. lassen, um sich die Unabhängigkeit zu erhalten?

Cool ohne Alk - Teil 1

Teil 2

Erste Schritte in der neuen Freiheit

Wenn Sie Ihre Entgiftung abgeschlossen haben, ist Ihr Körper seit langen Jahren das erste Mal wieder vollkommen frei von Alkohol. Diesen Zustand wollen wir beibehalten. Für immer. Deshalb gebe ich Ihnen in diesem Kapitel einige praktische Tipps, wie Sie sich in den nächsten Wochen einrichten und verhalten können, um das giftfreie, das richtige Leben, möglichst übergangslos genießen zu können.

Zunächst müssen Sie Ihre **häusliche Umgebung ausmisten**: Kellerräume voller Bierkisten, Regale voller Weinflaschen, Hausbars voller Spirituosen – raus mit dem Zeug! Wenn in Ihrer Hausgemeinschaft Kinder leben, werden sie das Ausmisten kaum wahrnehmen und gegebenenfalls nach einer Erklärung emotionslos akzeptieren. Anders sieht die Sache aus, wenn Ihr Partner trinkt… Wenn er Sie liebt und alkoholunabhängig ist, dann wird er problemlos auf den bisher präsenten Alkohol verzichten können. Was aber, wenn Ihr Partner seine Kleinabhängigkeit weiterhin pflegen möchte? Dann müssen Sie einen Kompromiss finden! Lassen Sie sich auf keinen Fall auf Diskussionen ein wie „Nur weil Du „Alkoholiker" bist, soll ich auf mein abendliches Gläschen verzichten?" So ein Ansatz ist falsch! Eine Idee wäre, dass in einem Schrank ein Giftvorrat für die „Normaltrinker" angelegt wird – weit entfernt von der täglichen Lebensmittelwirtschaft. Der Alkohol muss seine Dominanz im Haushalt verlieren. Wenn Sie alleine leben, sollte alles rund um die „Trinkkultur" verschwinden, d.h. auch die hübschen Kristallgläser, die es letzte Weihnachten von Tante Frieda gab, der silberne Flaschenkühler und der Katalog des Weinhändlers. Das geschieht alles in

Ihren eigenen vier Wänden. **Wie sieht's aber draußen aus?** Wie weit, und wie subtil sich die Droge in unser Leben eingeschlichen hat, wurde mir erst lange nach meinem eigenen Aufhören bewusst. Stellen Sie sich vor, Sie wären kokainabhängig gewesen und hätten damit aufgehört. Sie wären erleichtert. Nun würden Sie aber täglich und an jeder Ecke mit Kokainwerbung und -konsumenten konfrontiert, die evtl. auch noch meinen, ihr Konsum wäre harmlos, und Kokainwerbung wäre normal. Sie würden die Welt nicht mehr verstehen. Das genau ist aber die Realität eines ehemals alkoholabhängigen Menschen! **Deshalb müssen Strategien her, um über den Dingen stehen zu können.** Es ist also die Verbreitung und die Normalität des Themas, weshalb Ex-Alkoholabhängige enorm viel Selbstbewusstsein und Toleranz brauchen – mehr als jemand, der von einer anderen Droge abhängig war. Beides muss entwickelt werden:

1. **Selbstbewusstsein**
   Ich will mit der Droge Alkohol nichts mehr zu tun haben und verbanne sie aus meinem häuslichen Umfeld.

2. **Toleranz**
   Ich will nicht auf einer einsamen Insel wohnen, sondern in Mitteleuropa. Deshalb muss ich die allgegenwärtige reale und virtuelle Präsenz der Droge Alkohol in meinem Lebensumfeld tolerieren. Ansonsten könnte ich z.B. nicht mehr fernsehen, nicht mehr auf die Strasse gehen und an kaum einer privaten oder öffentlichen Veranstaltung mehr teilnehmen.

Spielen wir nun die ersten Tage Ihres neuen Lebens durch. Nachdem Sie Ihren Haushalt so gut es geht alkoholbereinigt haben, sollten Sie sich jetzt ein paar Gedanken über Ihre

Freizeitgestaltung machen: Wenn man nicht mehr trinkt, hat man plötzlich mehr Zeit als vorher. Das liegt daran, dass das Trinken in der Regel mit gesellschaftlichen Relikten einhergeht, die zeitraubend sind. Es entsteht also ein Zeitvakuum, das es zu füllen gilt. Wichtig ist dabei zu überlegen, welche Ihrer früheren Aktivitäten eine Plattform zum Trinken waren und welche nicht. Das ist gar nicht so einfach! Sagen wir, Sie treffen sich jeden Mittwochabend mit Ihren Freunden in einer Bierbar, um Skat zu spielen. Gehen Sie da wegen des Biertrinkens oder wegen des Skatspielens hin? Ich vermute stark, dass der Alkoholkonsum beim Skatspielen eine gehörige Rolle spielt, und (was viel wichtiger ist) dass Konsum und Spiel zeitgleich stattfinden. Genau das hat sich auf unserer Festplatte als Einheit eingeprägt. Also: Lieber keine Skatabende beim Bier bzw. Bierabende beim Skat für die nächste Zeit. Ich würde alle Sportarten und Freizeitbeschäftigungen meiden, bei denen man üblicherweise auch trinkt. Alternativen gibt es genug! Fangen Sie mit etwas Neuem an! Aber achten Sie darauf, dass es sich um eine vernünftige Beschäftigung handelt und nicht um eine verdeckte Alkoholkonsumbeschäftigung.

Nach dem Vergnügen kommt die **Arbeit**. Wenn Sie (selbstständig oder angestellt) arbeiten, ist es sinnvoll so schnell wie möglich wieder an den Arbeitsplatz zurück zu kehren. Ich gehe davon aus, dass Ihnen die Arbeit keine besonderen Schwierigkeiten bereitet. Ansonsten müssen Sie sich unbedingt weiter krankschreiben lassen, weil Sie eine schwer fallende Arbeit ohne die Wirkung Ihrer bisher gewohnten Droge nicht ohne weiteres ausführen können.[15]. Glücklicherweise hat sich das Trinkverhalten am Arbeitsplatz in den letzten Jahren geändert;

---

[15] Im nächsten Kapitel „Beruf, Karriere, Geld" gehe ich ausführlich auf diese Zusammenhänge ein.

fast nirgendwo wird mehr getrunken, Feierabendbiere und Sektfrühstücke sind eher rar geworden. Sollten Sie aber doch einmal zum Alkoholkonsum eingeladen werden, dann handeln Sie gemäß Punkt 1, d.h. auf die Frage „Wollen wir nicht ein Glas trinken?" antworten Sie:

1. **Selbstbewusstsein**
   „Nein danke, ich trinke nicht."
   Punkt, aus, Ende. Keine weiteren Rechtfertigungen!

Es ist absurd, dass man sich in einer modernen Gesellschaft überhaupt dafür rechtfertigen muss, nicht am kollektiven Konsum einer Droge teilzunehmen. Wenn Sie jemand auf eine Zigarette einlädt (was kaum noch passiert), sagen Sie ja auch: „Danke, ich rauche nicht", und damit ist es gut. Genauso soll es beim Alkohol sein. Korrekterweise beachten Sie auch den zweiten Punkt:

2. **Toleranz**
   Ich kann die anderen nicht am Trinken hindern, ich will es auch nicht. Jeder Erwachsene ist für sich selbst verantwortlich und darf trinken. Und ich kann damit leben.

Es wäre vermessen (ja sogar gelogen) zu behaupten, dass man nach einer erfolgreichen Entgiftung einfach normal weiterzuleben braucht. So einfach ist es nicht. Man muss schon eine Weile sehr bewusst durchs Leben gehen, um nicht in eine Alkoholfalle zu tappen. Therapeuten nennen das dann „Rückfall". Ich bin kein Therapeut. Ich habe auch kein Helfersyndrom. Ich möchte Ihnen nur meine Erfahrungen schildern und Ihnen Tipps geben, wie Sie es vermeiden in die Alkoholfalle zu tappen. Und ein wichtiger Punkt ist (ich kann ihn nicht oft genug wiederholen): Sobald Sie nach dem Motto „1-2 Bier werden wohl kaum schaden" wieder anfangen zu trinken, werden unsere für den Notfall gespeicherten Hilfsprogramme wieder aktiv, und Sie werden sofort wieder mit Kontrollverlusten konfrontiert. Das ist so sicher wie das Amen in der Kirche! Aber: Sie wissen ja jetzt, was mit Alkohol los ist. Deshalb werden Sie sich nicht mehr mit dieser giftigen und süchtig machenden Droge vergiften. Der Alkohol ist jetzt aus Ihrem Körper, und da soll er auch bleiben.

Was hat uns der Alkohol eigentlich gebracht? Eine wichtige Frage, um auf den Konsum verzichten zu können und die entsprechenden Schritte einzuleiten. Man könnte nun seitenlange Schilderungen einzelner Leute einfügen. Aber die Quintessenz kann man auf einen Satz reduzieren; ich habe mit sehr vielen Abhängigen und ehemals Abhängigen gesprochen. Das Resultat aller Gespräche und meine eigene Erfahrungen ergeben nur eine einzige eintretende, vermeintlich positive Wirkung:

Alkohol dämpft, Alkohol beseitigt Angst.

Sonst nichts. Man könnte Alkohol also als Antidepressivum bezeichnen. Und das ist es auch. Alkohol ist *das* Volksantidepressivum schlechthin. Ein höchst primitives, hochgiftiges, süchtig machendes Medikament, das nicht der Rezeptpflicht unterliegt, das keinen Beipackzettel braucht, und das genau so angewendet wird wie es unsere Vorfahren in der Steinzeit schon taten. Und es wirkt. Es beseitigt Angst. Wie aber geht's anders? Wie können wir mit Angst zurechtkommen, aber möglichst ohne die bewusstseinsverändernde Substanz?

Sehen wir uns erst einmal an, was **Angst** überhaupt ist: Angst ist ein Frühwarnsystem unseres Betriebssystems, ohne das wir kaum eine Chance hätten zu überleben. Angst kriegen wir immer dann, wenn es für uns gefährlich wird. Wir empfinden Angst, wenn wir in Situationen geraten, die für uns lebensgefährlich sind oder sich Dinge ereignen, deren Folgen für uns mindestens große Nachteile bringen. Dann kriegen wir Angst. Und das ist auch gut so, sonst würden wir uns ständig in Lebensgefahr begeben oder Dinge machen, die für uns von Nachteil wären. Man könnte die Angst des Menschen mit der Öldruckwarnleuchte eines PKW vergleichen. Wenn die rote Lampe brennt, muss was unternommen werden, sonst ist der Motor kaputt. Zumindest muss etwas unterlassen werden – weiterfahren ohne etwas zu reparieren zum Beispiel. Das haben wir aber bisher getan; eben weil wir es nicht anders gelernt haben. Wir haben die rote Lampe einfach mit einer primitiven Maßnahme ignoriert, nämlich durch Alkohol. Das ist, als würde man die Öldruckwarnleuchte einfach mit einem Pflaster zupappen und getrost weiterfahren. Das Auto wäre dann natürlich gleich kaputt. Die menschliche Maschine hingegen überlebt mit zugeklebter Warnlampe aufgrund ihrer Fähigkeit im Notbetrieb zu laufen recht lange. Das haben wir bereits besprochen. OK. Jetzt haben wir das Pflaster von der Lampe genommen. Der Alkohol ist weg. Und wir sehen: Die Lampe brennt. Jetzt müssen wir etwas unternehmen. Aber was?

Wir müssen Situationen, die uns Unwohlsein und Angst bereiten vermeiden oder sie so verändern, dass sie für uns erträglich sind. Das ist der Schlüssel zum gesunden und glücklichen Leben. Ich fühle mich nicht in der Lage, Ihnen ein Rundumsorglospaket zu schnüren, welches Ihren individuellen Bedürfnissen und Ihren Problemen gerecht wird. Niemand außer Ihnen selbst kann das. Ich kann Ihnen jedoch Denkanstöße und Tipps geben, wo bei Ihnen der Hase im Pfeffer liegen könnte, und wie Sie sich in Eigenregie außerhalb dieses Buches geeignete Hilfe für Ihre Probleme suchen können.

Meiner Meinung nach gibt es **3 Themenkreise**, in deren Kern die **Hauptursache für unsere seelischen Leiden** zu suchen ist. Ja, Sie haben richtig gehört. Seelische Leiden. Menschen haben eine Seele. Diese Seele ist mehr oder weniger empfindlich, sensibel. Meiner Überzeugung nach liegen Sensibilität und Intelligenz sehr nahe beisammen. Wenn jemand intelligent ist, dann ist er auch sensibel. Wenn jemand sensibel ist, dann ist er auch intelligent. Bei ihm brennt das rote Warnlicht in bestimmten Situationen dann früher als bei weniger sensiblen Menschen. Sensible Menschen müssen sich ihrer Sensibilität bewusst sein und damit umgehen können. Das ist die halbe Miete. Sprüche wie „Sie müssen sich ein dickeres Fell wachsen lassen!" nützen da wenig. Es wird keins wachsen. Sie müssen lernen, mit Ihren natürlichen Einstellungen umzugehen und sich gegebenenfalls vor anderen schützen. Sie sind der Ferrari, der sich im Heer der Opel Omegas zurechtfinden muss, und der sich davor schützen muss auf Holperstrecken eingesetzt zu werden – denn dafür ist er mit seiner genialen und zugleich empfindlichen Technik nicht gemacht. Doch zurück zu den angesprochenen Themenkreisen, die ich in den nächsten Kapiteln einzeln nacheinander betrachte. Es sind…

- Beruf / Karriere / Geld
- Liebe / Beziehung / Partnerschaft
- Angst / Depression

Die Reihenfolge ist willkürlich gewählt; es könnte auch eine andere sein. Alle Themen sind auch irgendwie miteinander verzahnt, so dass man sie nicht losgelöst voneinander betrachten kann.

Beruf / Karriere / Geld

Wer will das nicht? Einen super Job, damit verbunden eine steile Karriere und ein Haufen Geld. Die Vorgeneration in Westdeutschland hat es uns vorgelebt. Fast jeder hat es zu etwas gebracht. Jeder hat sich beruflich immer verbessert; man wurde gebraucht, man hat gut verdient, wurde früh berentet und kann das Alter genießen. Arbeitslosigkeit war kein Thema. Existenzangst auch nicht. Inzwischen hat sich vieles geändert. Wie können wir damit umgehen?

Bevor ich es vergesse: Wenn Sie sich in Ihrem Job absolut wohl fühlen, keine Angst vor der Bewältigung des Alltags haben, abends vollauf mit dem zufrieden sind, was Sie am Tag geleistet haben, und wenn Ihnen das Geld ausreicht, das Sie verdienen, dann können Sie dieses Kapitel überspringen!

Für alle anderen fahre ich nun weiter mit dem Thema fort.

Sagen wir, Sie haben ein gutes Abitur gemacht, Zahnmedizin studiert und sind heute Zahnarzt mit eigener Praxis. Das gesellschaftliche Ansehen der Zahnärzte war früher sehr hoch, inzwischen hat es sich gelegt. Und: Im Gegensatz zu früher verdient man heute als Mediziner auch noch weniger Geld. Nur der Job ist der gleiche geblieben: Man muss den Leuten jeden Tag in unbequemer Haltung auf einem Hocker sitzend im Mund herumfuchteln und bohren. Eigentlich überhaupt nicht toll. Ich glaube sogar, dass auch längst nicht alle Zahnärzte ihren Job in Wirklichkeit toll finden. Sie sind unglücklich, insgeheim. Ans Aufhören ist nicht zu denken. Warum? Da ist zum einen die Bank, die monatlich Annuitäten für das geliehene Praxiskapital einfordert. Zum anderen gibt es die Familie. Die muss versorgt werden. Abgesehen davon, dass man den Sozialstatus ja nicht einfach aufs Spiel setzen kann, nur weil einem der Job nicht mehr gefällt. Wäre ja noch schöner. Was sollen die Freunde im Lyons Club dazu sagen? Nein, Aufhören und Neuanfangen geht gar nicht. Wovon auch? Also: Zähne zusammenbeißen, jeden Tag leiden und weiter durchhalten.

Das andere Extrem ist, Sie haben es irgendwie nicht so richtig toll erwischt mit der Ausbildung und müssen jetzt einen Job machen, der gesellschaftlich eher unten angesiedelt ist. Und Ihnen obendrein überhaupt keinen Spaß macht. Sagen wir Anstreicher. Es stinkt Ihnen, Tag für Tag die Wände anderer Leute für einen Hungerlohn anzustreichen, aber Sie denken sich „Wenn ich das nicht mache, habe ich gar nichts und muss vielleicht noch viel schlimmeren Tätigkeiten nachgehen." Also auch hier: Zähne zusammenbeißen, jeden Tag leiden und durchhalten. Bis zur Rente.

Warum tun wir uns das an? Weil wir Zwängen ausgesetzt sind, und weil wir vor dem totalen Existenzverlust Angst haben. Nun werde ich einen Teufel tun und Ihnen empfehlen, so mir nichts Dir nichts Ihre Existenzgrundlage über Bord zu werfen und dann vielleicht auch noch tatsächlich zu verarmen.

Worauf ich hinaus will ist, dass man sich, wenn einem der Job einfach nicht mehr gut tut, durchaus mit einer Alternative auseinandersetzen kann. Das muss nicht Knall auf Fall sein, aber sich kreativ unter Berücksichtigung seiner Fähigkeiten und Bedürfnisse nach etwas anderem umzuschauen, ist sicher kein Fehler. Die Amerikaner sind uns in dieser Sache weit voraus. Aber auch hier zu Lande gibt es gute Beispiele: Da wird ein Zahnarzt Hersteller von Zahnersatz in Fernost, da wird ein Bauarbeiter selbstständiger Brennholzhändler, da wechselt ein

Zeitungsjournalist den Verlag, geht einen Schritt zurück in der Karriereskala und übernimmt dafür ein Ressort, das ihm Spaß macht und das ihm liegt. Glauben Sie mir: Eine der Hauptursachen für ständiges, seelisches Unwohlsein ist ein Job, der weder Spaß noch Befriedigung bringt, und bei dessen Ausübung man sich zu Tode stresst. Denken Sie darüber nach, und erlauben Sie sich, über eine Änderung der Situation nachzudenken. Setzen Sie alles daran, Ihren Alltag (das Leben besteht aus Alltag!) so angenehm wie möglich zu gestalten!!! Muss es denn alle 2 Jahre ein neues Auto sein?

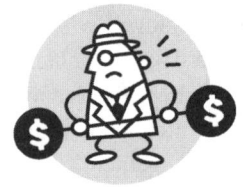

Ist der teure Golfurlaub in Dubai wirklich notwendig? Schöne Sachen – keine Frage. Aber wenn man sich dafür im Alltag zu sehr abstressen muss, kann es auch etwas weniger sein. Egal, was die Nachbarn (vielleicht) denken. Natürlich ist es wichtig Geld zu haben. Sonst kann man nicht (über-) leben und kaum schöne Sachen machen. Man muss aber nicht zwanghaft das ganze Geld für unnötigen Quatsch raushauen und sich auf der anderen Seite genau dafür maßlos krumm legen.

Mit der Karriere verhält es sich ähnlich. Sicher, es muss Führungskräfte geben, und die sollen auch besser bezahlt werden. Aber wie viel muss man von sich selbst hergeben, wie viel Ellenbogen muss man einsetzen, und wie viel Lebensqualität geht in Wirklichkeit verloren, wenn man für alles verantwortlich ist; wenn man immer erreichbar sein muss, und wenn man ständig unter Erfolgsdruck steht? Dies gilt es abzuwägen. Leute, die einen wirklich mögen, mögen einen auch ohne Beförderung. Ich persönlich beneide keinen Politiker oder Supermanager. Klar, die Leute sind populär und haben viel Geld. Aber kommen sie mit dem Erfolgsdruck zurecht, macht es ihnen Spaß ihre Position täglich aufs Neue zu verteidigen, und welchen Preis hat das?

Ich würde Ihnen also empfehlen, Ihren Job genau zu durchleuchten und alles, was irgendwie zu ändern ist zu ändern – wenn es Ihr Wohlbefinden steigert. Und nehmen Sie dabei keine Rücksicht auf alte gesellschaftliche Zöpfe; Sie leben für sich und nicht für die Gesellschaft.

Liebe / Beziehung / Partnerschaft

Ein heikles Thema. Die Damen mögen mir es mir bitte verzeihen, wenn ich dieses Thema zu sehr aus dem männlichen Blickwinkel betrachte. Aber ich bin nun mal ein Mann und kann mich nur bedingt in die Gefühlswelt von Frauen hineinversetzen.

Für den Menschen, der den Alkoholkonsum gerade eben eingestellt hat, sind emotionale Achterbahnen das pure Gift. Die Amerikaner empfehlen ihnen sogar, ein Jahr ohne Beziehung auszukommen und sich über seine Gefühlswelt alleine klar zu werden. Heute sage ich: Das ist keine schlechte Empfehlung…

Als ich mit dem Trinken aufgehört hatte, war ich von meiner Frau schon fast 3 Jahre getrennt, hatte aber ein halbwegs gutes Verhältnis zu ihr und zu meiner Tochter. Ich kam zu der Zeit einer Frau näher, die ich aus dem Umfeld meiner Frau kannte, die auch alleine lebte und keine Beziehung hatte. Es wurde also niemand betrogen oder hintergangen. Trotzdem benahm sich meine Frau wie eine hintergangene Ehefrau und setzte alle

Hebel in Bewegung, um meine neue Beziehung zu torpedieren. Die Frauen zettelten einen wahren Zickenkrieg an und haben seitdem nie wieder ein Wort zusammen gewechselt. Und wie ging es mir dabei? Ich fühlte mich schrecklich unwohl, aufgewühlt und unruhig. Mein Unterbewusstsein gab mir vor, das Unwohlsein doch mit einer Portion des guten und altbewährten Ethanol zu bekämpfen, und ich folgte diesem subtilen Befehl. Da gab es keine körperlichen Entzugserscheinungen mehr. Das ging nur über den Kopf: „Wenn emotional in Nöten, dann Ethanol!" Jahrelang einstudiert.

Was folgte war das, was Therapeuten „Rückfall" nennen. Binnen kürzester Zeit hatte ich meinen alten Alkohollevel erreicht und musste zum ersten Mal schmerzliche Konsequenzen hinnehmen. Man entzog mir auf einer Trunkenheitsfahrt, die glücklicherweise ohne Unfall ausging, den Führerschein. Die Promillezahl war stattlich. Böse Sache. Ich erhielt den Führerschein erst nach einem Jahr und positiv bewerteter MPU durch den TÜV zurück. Die Ursache für diesen Rückfall war, dass ich zu diesem Zeitpunkt mit meinen Emotionen, wenn es Stress mit Frauen gab, nicht umgehen konnte und außerdem noch immer daran glaubte, dass Alkohol ein statthaftes Mittel zur Bekämpfung seelischen Schmerzes ist, wenn man ihn nur dosiert einsetzt. Heute kann ich emotional mit Frauen, Liebe, Sex und Gefühl so umgehen, dass ich dazu nicht im Entferntesten an Alkoholkonsum denken muss. Das hat sich entwickelt.

Liebesbeziehungen haben irgendwie immer mit Alkohol zu tun. Auf jeden Fall ein bisschen. So haben wir es gelernt. Ein Gläschen beim Tanzkurs[16] ein Gläschen bei der Partie, ein

---

[16] heutzutage würde man sagen „im Club"

Gläschen beim tête-à-tête[17] usw. Das heißt nicht sturzbesoffen, aber doch immer ein bisschen eingelullt. Glauben Sie mir: Es geht anders (also ohne Alkohol) genauso gut.

Und wenn **uns ein weibliches Wesen verlassen** hat? Klar, erst mal mit Kumpels saufen gehen. Gehört sich so. Liebeskummer ist sonst schwer zu ertragen, dachte ich. Aber: Trauer kann man auch ohne ertragen. Dafür sind wir gemacht. Es geht vorbei, so grausam und platt das jetzt auch klingt.

Viele Beziehungen haben trotz Trinkerei Bestand. Das klassische Beispiel ist eine Ehe, in der der Mann trinkt und die Frau sein Trinken über Jahre hinweg duldet, erträgt und indirekt auch unterstützt – zum Beispiel indem sie hilft, es nach außen zu verbergen. Man nennt das ein **„co-abhängiges" Verhältnis**. Frauen sind die klassischen co-Abhängigen.[18] In der Regel ist der trinkende Mann der „Täter" und die duldende Frau das „Opfer". Vorsicht! Co-abhängig zu sein ist nicht harmlos! Co-Abhängigkeit ist brandgefährlich! Der trinkende Partner hat immer ein schlechtes Gewissen und ist daher sehr gut erpress- und beleidigbar. Ein co-abhängiger Partner hat definitiv seine eigene krankhafte Problematik und muss sich unbedingt darum kümmern, sonst hat die Beziehung nach Ausfall des Trinkers als Trinker keinen Bestand.

Ich kenne einige Leute, die sich noch Jahre nach dem Entzug von ihrem Partner Sprüche anhören müssen wie: „Wenn Du damals nicht getrunken hättest, bla, bla bla…", oder „Weil Du immer so viel trinken musstest, bla, bla, bla…" – nur weil der Partner nicht willens ist, seine eigene Machtsucht, seine Streit-

---

[17] = Date

[18] Das gibt es aber auch umgekehrt.

sucht, seine Eifersucht oder sein zwanghaftes Generieren von Schuldgefühlen bei anderen in den Griff zu kriegen. Also: Wenn der Partner sich nicht auf die Umstände einlässt, ist die Beziehung keinen Cent mehr Wert, und das trägt in erheblichem Maße zu einem stärkeren seelischen Unwohlsein bei.

Wer erfolgreich mit dem Trinken aufgehört hat, hat die einmalige Chance, sein Leben grundsätzlich zu ändern, zu verbessern und in neue, glückliche Bahnen zu lenken. Mann-Frau-Beziehungen gehören zu den wichtigsten Dingen im Leben. Es ist daher dringend notwendig, sich mit dieser Thematik intensiv und selbstkritisch auseinander zusetzen. Bevor ich lieben kann muss ich lernen, mich selbst zu lieben. Das hat nichts mit Narzissmus zu tun. Selbstwertgefühl und Selbstachtung sind dafür wichtige Voraussetzungen. Wenn jemand über Jahre trinkt, kann es gut sein, dass er jedes Selbstwertgefühl und jede Selbstachtung ganz oder teilweise verliert. Sie kommen zurück, wenn er mit dem Trinken aufhört und anfängt sich um sein Wohlbefinden zu kümmern. Erst dann ist er fähig, eine gesunde und glückliche Beziehung zu führen. Glauben Sie mir. Das heißt aber nicht, dass Sie ansonsten keinen Partner finden. Aber wenn die eigene Seele nicht in Ordnung ist, besteht die große Gefahr sich einen Partner zu suchen, dessen Defizite die eigenen Defizite so ergänzen, dass aus der Beziehung von vornherein ein krankhaftes System wird.

Wenn Sie mit dem Trinken aufgehört haben, empfehle ich Ihnen also in Sachen Beziehung wie folgt zu agieren:

Szenario I
Sie leben in einer Ehe oder Beziehung, die Bestand hat, und die Sie nicht aufgeben wollen.

In diesem Fall muss Ihr Partner (unabhängig von Ihnen) unbedingt sein eigenes Verhalten und Empfinden unter die Lupe nehmen und seinerseits geeignete Schritte zur Korrektur unternehmen. Das ist wichtig.

Szenario II
Sie leben in keiner festen Partnerschaft oder Beziehung.

In diesem Fall würde ich mich zunächst ausschließlich mit mir selbst beschäftigen und eine neue Beziehung hinten anstellen. Es ist wirklich wichtig, mit sich alleine klarzukommen, bevor man sich auf neue, emotionale Abenteuer einlässt. Keine Angst: Das andere Geschlecht läuft Ihnen nicht weg. Man kann auch mal ein Jahr ohne auskommen.

Angst / Depression

… das wichtigste Kapitel im zweiten Teil dieses Buches.

Ich bin im Verlauf der vorangegangenen Seiten schon häufiger auf das Thema „Angst" eingegangen und habe auch schon die Depression angesprochen. Im Gegensatz zur Alkoholabhängigkeit sind Angst und Depression in den letzten Jahren aus der Tabuecke gerückt. Glücklicherweise. Das soll nicht heißen, dass man als Betroffener überall ungehemmt über seine Depressionen plaudern sollte, aber die Fachwelt hat sich in der jüngeren Vergangenheit enorm viel Mühe gegeben, dass auftretende Angstzustände und Depressionen mit gutem Erfolg hochprofessionell behandelt werden.

Ich maße mir nicht an, irgendwelche „fachkundigen" Beurteilungen oder Diagnosen bezüglich Angst und Depression zu postulieren. Sinn und Zweck dieses Buches ist, Ihnen den gesellschaftlich-kollektiven Wahnsinn im Umgang mit der Droge Alkohol aufzuzeigen und zu begründen, so dass Sie in der Lage sind, sich von diesem Giftzeug zu befreien und geeignete Wege zu Ihrer Genesung selbständig einzuleiten. Jetzt glauben Sie vielleicht „Der Regnitz spinnt. Der beginnt ein Kapitel mit der Überschrift ‚Depression' und fängt wieder mit der Alkoholleier an." Nein, ich spinne nicht. Ich will zeigen, dass Alkoholabhängigkeit und Depression zweierlei Dinge sind, und dass das eine zunächst nichts mit dem anderen zu tun hat.

Erinnern Sie sich an meine Story in Teil I? Ich bekam täglich in den frühen Morgenstunden Angst. Angst vor dem kaum zu bewältigenden Alltag, Angst vor den Telefonaten, Angst vor den existenziellen Folgen für mich und meine Familie, wenn die Dinge schief gingen. Diese Angst wurde chronisch und entwickelte sich zur Depression. Ich hatte keine Ahnung von Angst, von Depression und von Alkoholabhängigkeit. Ich hätte niemals einen Therapeuten aufgesucht und dem von meiner Misere erzählt. Ein Mann in meiner Position hat doch keine Angst und schon gar keine Depression! Das wäre ja peinlich. Nein! Ich tat das, was die logische Folge meiner westeuropäischen Entwicklung war: Ich bekämpfte meinen „Stress" mit der sauschlechten und primitiven Droge Ethanol. Ethanol das Antidepressivum. Ethanol der Stimmungsaufheller. Ethanol das Medikament. Ethanol würde aber in keinem Land der Erde eine Zulassung als Arzneimittel erhalten.

Mein Fehler war, dass ich nicht einmal die Spur einer Idee davon hatte, dass es Depressionen überhaupt gibt, und dass ich vielleicht davon betroffen sein könnte. In Wahrheit wurde aus meiner ständigen Angst eine chronische Depression, die in den frühen Morgenstunden auftrat, und die ich kaum aushalten konnte. Das war die Krankheit, die sich entwickelt hat. Und Alkohol war die Keule, die der Krankheit zu Leibe rücken sollte; mit fatalen Nebenwirkungen. Aber wie gesagt: Eine Diagnose gab es nicht. Therapiert habe ich mich selbst. Mit dem idiotischsten aller Medikamente. Ich hab es nicht besser gewusst. Ich glaubte mit niemandem darüber reden zu können. In einem Gespräch mit einem Therapeuten hätte ich meinen Zustand wahrscheinlich auch gar nicht schildern können. Ich war es nicht gewohnt, mir über meine Empfindungen Gedanken zu machen und sie zu beschreiben. Das muss man lernen. Wenn man Zahnschmerzen hat, kann man ja auch zum Zahnarzt gehen und ihm sagen, wo es weh tut.

Woher Depressionen kommen, und ob sie vererbbar sind, wage ich nicht zu beurteilen. Man darf auch nicht von *der* Depression im Allgemeinen reden. Es gibt viele Versionen und Unterarten, deren Diagnose und Therapie einzig und allein Sache von Fachleuten ist.

Trotzdem erlaube ich mir einen Exkurs, eine Betrachtung, die mich und mit Sicherheit viele Angehörige meiner Generation etwas angeht. Wie gesagt: Ich bin 1960 in Westdeutschland geboren und gehöre zur Generation der so genannten „Babyboomer". Meiner Meinung nach überträgt sich eine nicht behandelte Depression zwangsläufig auf die Nachfolgegeneration. Ich meine von den Eltern auf die Kinder. Die Eltern der deutschen Babyboomer sind (nach Guido Knopp) „Hitlers Kinder". Ich muss das ansprechen, auch wenn Ihnen die Nazis und das Dritte Reich zu den Ohren herauskommen, und Sie nichts mehr davon hören können. Meine Eltern sind 1926 und 1928 in Deutschland geboren. Noch bevor beide 20 Jahre alt waren, haben Sie alles erlebt, was mit dem brutalsten aller bisher da gewesenen Kriege einhergeht: Angst, Schrecken, Tod, Misshandlung...

Meine beiden Großväter waren Frontsoldaten im 1. Weltkrieg. Beide haben das Gemetzel physisch überlebt, jedoch liegt die Vermutung nahe, dass sie psychisch kaputt aus diesem Krieg kamen. Zwischen den Weltkriegen liegen dann noch Inflation, Armut und Weltwirtschaftskrise.

Es gibt in unserer jüngeren Geschichte also Katastrophen, die nicht spurlos an den betroffenen Menschen vorüber gegangen sein können.

Nach 1945 ging alles aufwärts. Demokratie, Wirtschaftswunder, Babyboom. An die Aufarbeitung des Erlebten wurde nicht gedacht. Wenn heute ein Verkehrsflugzeug beim Landen ein paar Probleme hat, werden die Passagiere im Anschluss psychologisch betreut. Nach dem 2. Weltkrieg wurde niemand psychologisch betreut. Das Erlebte wurde irgendwie verdrängt und mündete nach meiner Überzeugung bei vielen unserer Eltern in lebenslangen, handfesten Depressionen, die kaum als solche erkannt wurden und ergo auch niemals ordentlich behandelt wurden. Bei uns zu Hause herrschte immer eine miese Grundstimmung, obwohl alles in Ordnung war. Negatives Denken. Alle Kinder waren gesund, mein Vater hatte einen Superjob, legte eine senkrechte Karriere hin, und der materielle

Wohlstand war nicht zu übersehen. Solange ich mich erinnern kann, ist nichts passiert. Keine Arbeitslosigkeit, keine Naturkatastrophe, keine Krankheit, kein Unfall. Trotzdem herrschte immer eine Stimmung, als würde die Apokalypse nahen. In anderen Familien war es ähnlich.

Ist doch merkwürdig, oder?

Deshalb drängt sich mir die Vermutung auf, dass sich die in unseren Eltern vor 1945 generierte und niemals als solche erkannte Depression in ihren Grundzügen auf unsere Generation übertragen hat. Und was wurde unbewusst als Gegenmittel genutzt? Ethanol.

Wenn jemand zur Depression neigt, neigt er zu negativem Denken. Es ist leicht einem Betroffenen zu raten, er möge doch einfach nur positiv denken, und dann würde sich alles zum Guten wenden. „**Positiv Denken**" – ein Modespruch. Ich kann ihn manchmal nicht mehr hören. Jeder Schwachkopf stellt sich vor jemanden, dem es schlecht geht, hin und sagt: „Och, Du musst nur positiv denken, und alles wird sich von alleine regeln". Was aber, wenn es nicht geht, positiv zu denken? Wenn jemand depressiv ist, kann er kaum positiv denken und leider auch nicht handeln. Die Depression verdirbt alles.

Es muss also **Ihr oberstes Ziel sein, sich selbst über Ihren Gemütszustand Klarheit zu verschaffen**. Im Internet findet man massenweise wertvolle Seiten, die einem diesbezüglich weiterhelfen. Glauben Sie mir: Ich kenne wirklich viele ehemalige Trinker, und nicht einer ist dabei, der nicht in irgendeiner Form mit Depression zu tun hatte.

Wenn Sie mit dem Trinken aufgehört haben und sich über Ihren Gemütszustand klar geworden sind, müssen Sie einen Psychologen aufsuchen. Denn es ist ungefähr so, als hätten Sie Ihre chronischen Zahnschmerzen immer mit einem billigen Schmerzmittel bekämpft und werden jetzt doch besser einen Zahnarzt aufsuchen, der die Ursache Ihres Schmerzes herausfindet und beheben kann. Anders gesagt: Sie sind jetzt in der Lage, **gezielt therapeutische Hilfe** in Anspruch zu nehmen. Jetzt, wo Sie die Abhängigkeit vom billigen Schmerzmittel beseitigt haben – und jetzt, wo Sie einem Experten aufrecht, nüchtern und gezielt Ihre Probleme schildern können. Eine profunde (ambulante) Behandlung ist mehr wert als eine wochenlange, idiotische Langzeittherapie, die zum einen oft nur Geldmacherei ist und sich zum anderen immer nur um den gleichen blöden Themenkreis, nämlich den des Alkohols, dreht.[19]

In dieser Zeit müssen die Ernährer der Depression angegangen werden. Miese Jobs, schwierige Beziehungen und mangelndes Selbstwertgefühl sind solche zuverlässigen Ernährer. Also: Scheißjobs und Horrorbeziehungen müssen weg bzw. geändert werden, und das verloren gegangene Selbstwertgefühl muss wieder hergestellt werden. Ich weiß, dass vieles nicht sofort geändert werden kann und erst mal hingenommen werden muss. Aber Sie schaffen es **mit therapeutischer Hilfe, etwas Mut und vor allem: Gelassenheit**.

Man fängt an sich richtig gut zu fühlen, wenn die Depressionen anfangen zu weichen und Platz für Positives und entspanntes Denken und Fühlen machen. Ab diesem Moment werden Sie sich so gut fühlen, dass Sie gar nicht mehr verstehen können, wie Sie so etwas wie Alkohol jemals konsumieren konnten.

---

[19] Akute Depressionen müssen oftmals medikamentös behandelt werden.

Mit fortschreitender Entwicklung Ihres neuen Lebens werden Sie auch zu **alten Entspannungstechniken** zurück finden. Können Sie sich an einen Kindergeburtstag aus Ihren Kindertagen erinnern? Da hat sich die Stimmung ganz von alleine hochgeschaukelt, ohne den geringsten Einfluss einer Droge. Kinder können sich freuen. Einfach so. Erwachsene können das auch. Sie haben es meistens nur verlernt. Ein Kind denkt nicht an gestern und nicht an morgen. Es lebt im Augenblick. Im hier und jetzt. Wenn man es den Kindern ein wenig nachmacht und nicht so sehr über Vergangenes und Zukünftiges nachdenkt, laufen die Dinge leichter. Glauben Sie mir.

Angst ist eine Warneinrichtung unseres Betriebssystems, die ausschließlich für den Notfall gedacht ist. Depression hat in unserem Wesen überhaupt nichts zu suchen. Das Leben ist nicht „Kummer, Leid und Plag" (wie es schon die Preußenkönige postuliert haben[20]), sondern:

Das Leben darf von uns genossen und möglichst angenehm gestaltet werden. Das ist unser Ziel!

Man könnte das Thema „Depressionen" ausweiten, aber ich denke, dass das, was ich geschrieben habe, für den Rahmen dieses Buches ausreichend ist. Nehmen Sie es bitte ernst, und seien Sie nicht beleidigt, wenn ich Ihnen (quasi unbesehen) Depressionen an den Hals diagnostiziere. Das tue ich nicht. Das stünde mir auch nicht zu. Ich verweise lediglich darauf, dass mindestens 80% aller Alkoholabhängigkeiten die Folge von mehr oder weniger starken Depressionen sind.

---

[20] ... bestimmt im Suff

Deshalb muss man sich als Betroffener damit besser früher als später auseinandersetzen.

„Drogen"

Ich bin bisher bewusst kaum auf Drogen und Drogenabhängigkeit eingegangen. In unserem Sprachgebrauch versteht man unter „Drogen" illegale Drogen wie etwa Heroin oder Kokain. Selbstverständlich ist Alkohol auch eine Droge, die aber selten im gleichen Atemzug genannt wird.

Ich bin einer jener „guten" Deutschen, der in seinem ganzen Leben noch nie auch nur den Hauch einer illegalen Droge konsumiert hat. Das liegt daran, dass ich vor „Drogen" und den schlimmen Folgen des Konsums früh gewarnt wurde; zum Beispiel durch das in den Schulen aufgehängte Plakat „Keine Macht den Drogen" (erinnern Sie sich?) oder durch die eindringlichen Warnungen der Eltern und Lehrer.

Besonders peinlich finde ich es, wenn ein Prominenter[21] des Drogenkonsums überführt wird und deshalb seinen Job verliert – und der FC Bayern geschlossen mit Maßkrügen in der Hand und roten Gesichtern öffentlich die Meisterschaft feiert. Alkoholgeschwängertes Grölen von Leistungssportlern ist kein Problem, aber wehe einem Trainer wird eine Spur Koks im Körper nachgewiesen. Dann wird er untragbar. Damit Sie mich nicht falsch verstehen: Ich halte jeden Drogenkonsum, ob legal oder

---

[21] Christoph Daum zum Beispiel

illegal, für überflüssig und schädlich. Trotzdem wird **mit zweierlei Maß gemessen**.

Über den Entzug von illegalen Drogen kann ich nicht mitreden. Ich habe nie welche konsumiert. Wahrscheinlich laufen die Mechanismen ähnlich wie bei der alkoholischen Ge- bzw. Entwöhnung ab. Und wahrscheinlich sind die Konsumenten beim Erstkonsum von illegalen Drogen per se auch schon „auf" Ethanol und Nikotin. Aber wie gesagt: Ich habe keine Ahnung. Dieses Buch ist primär für den Alkoholkonsumenten gedacht und wird ihm hoffentlich gute Dienste leisten.

Dieser kleine Einschub über Drogen sollte für den Rahmen dieses Buches ausreichend sein. Es geht mir in der Hauptsache darum zu zeigen, dass Alkohol eine Droge ist – genau wie Kokain, Cannabis, Heroin, Speed oder Ecstasy. Das kann nicht oft genug gesagt werden.

Empfindung / Verhalten

Wenn jemand sensibel ist, empfindet er Dinge intensiver. Das kann sich in vielerlei Hinsicht positiv auswirken. Ich behaupte, dass jeder Mensch sogar ein gewisses Maß an Sensibilität braucht, um erfolgreich zu sein. Denn ansonsten könnte man die Feinheiten, die notwendigen Details nicht spüren und die Dinge daraufhin so verändern, dass die Sache zum Erfolg führt. Ergo: Erfolgreiche Menschen müssen unter anderem sensibel sein.

Leider führt eine **überdurchschnittliche Sensibilität** oftmals auch zu Empfindungen, die sich für unser Wohlbefinden negativ auswirken können. Lärm zum Beispiel. Manche Leute ertragen die Tiefbaustelle der Stadtwerke neben ihrem Haus mit stoischer Gelassenheit. Sie sagen, Bauarbeiten müssen nun mal sein, und der Lärm des Presslufthammers sei doch gar nicht so schlimm. Andere Leute können diesen Lärm einfach nicht ertragen. Der Lärm setzt ihnen so zu, dass ihr Wohlbefinden deutlich leidet. Sie empfinden den Lärm als Qual. Sie neigen viel eher dazu, die Bauarbeiter zu beschimpfen oder die Polizei zu holen als die, denen der Lärm egal ist. Denn der Leidensdruck eines Sensiblen kann, gemessen an der Situation, ein überzogenes Verhalten hervorrufen. Es wird vom weniger sensiblen Teil der Zeitgenossen gerne als „Fehlverhalten" oder (wenn es häufiger und intensiver auftritt) auch als „Persönlichkeitsstörung" ausgelegt.

Der Lärm ist Fakt. Was tun? Die Baustelle vor dem Haus scheint notwendig und bis zur Fertigstellung unabänderbar zu sein. Für den sensiblen Menschen wäre es möglich, sich nach erfolgloser Beschimpfung der Bauarbeiter und nach sinnlosem Polizeieinsatz vollaufen zu lassen, um den Lärm nicht mehr wahrnehmen zu müssen. Betäubung der Sinne durch Ethanol. Wirkungsvoll, aber primitiv. Man könnte sich aber auch Gedanken darüber machen, ob es denn unbedingt notwendig wäre, sich die ganze Zeit dem Lärm auszusetzen, oder ob es eine Möglichkeit gäbe, sich diesem zu entziehen. Muss man sich direkt neben der Störquelle aufhalten, oder kann man sich vorübergehend woanders aufhalten? Wenn man festgestellt hat, dass man der Störquelle nicht ausweichen kann, muss man sich eine Strategie zurechtlegen, wie der Lärm erträglich gemacht werden kann. Ohrenstöpsel zum Beispiel. Fenster schließen. Sich im hinteren Teil des Hauses aufhalten.

Die Baustelle ist ein Beispiel. Eine Metapher. Es gibt zig Alltagssituationen, die dem Sensiblen mehr zu schaffen machen als dem weniger Sensiblen. „Das kann man nur im Suff ertragen" ist keine intelligente Grundeinstellung. Man muss vielmehr versuchen, sich unangenehmen Einflüssen zu entziehen oder sie erträglicher zu machen. Das ist die beste Lösung. Im schlechtesten Fall kann man sich Perspektiven schaffen, um das Unerträgliche zwar nicht sofort, aber immerhin in absehbarer Zeit, ändern oder abstellen zu können. Das geht besser als man vermutet. Es bedarf nur einer gewissen Portion Egoismus. Gesunden Egoismus.

Unser eigenes Empfinden ist ein Produkt unserer Sensibilität und unserer Programme, die in der Hauptsache in Kindheit und Jugend auf unsere Festplatten aufgespielt wurden. **Unsere Sensibilität** können wir **nicht ändern**. Sie ist wie sie ist. Wir können aber die Programme **überprüfen und korrigieren**.

Ein Beispiel:

Viele Eltern machen ihren Kindern ein schlechtes Gewissen: „Wie kannst du es Deinem Vater antun, mit so einer schlechten Note nach Hause zu kommen? Du solltest Dich schämen!" Kaum ein Kind schreibt willentlich eine schlechte Note. Oft spielen dabei Umstände eine Rolle, die das Kind gar nicht zu vertreten hat. Trotzdem bewirken die Beschimpfungen der Eltern, dass das Kind ein schlechtes Gewissen und Schuldgefühle hat, obwohl es die Klassenarbeit einfach nicht hat besser machen können. Es entsteht der Eindruck der Unzulänglichkeit. Wenn Kinder Anforderungen einfach nicht gerecht werden können und deswegen ständig beschimpft, beleidigt und bestraft werden ist die Folge, dass sie im späteren Leben kaum Kritik ertragen können. Sie empfinden diese als Beschimpfung, als Beleidigung und sogar als Demütigung und reagieren maßlos überzogen. Das Resultat: Derjenige ist nicht kritisierbar, nicht teamfähig, und seine Persönlichkeit ist gestört.

„Persönlichkeitsstörung" ist auch etwas, das Trinkern immer wieder angehängt wird. Ich halte es für arrogant, die Persönlichkeit eines anderen Menschen zu bewerten oder gar als gestört zu bezeichnen. Jede Persönlichkeit ist individuell. Es steht niemandem zu, die Persönlichkeit eines anderen zu bewerten. Anders sieht es mit unserer eigenen Persönlichkeit aus. Über die dürfen wir ruhig nachdenken. Und wir sollten es auch. Manche nennen das „Selbstkritik". Auch das wird Trinkern öfters vorgeworfen: sie seien nicht selbstkritisch (bzw. nicht in der Lage, selbstkritisch zu denken). Wenn jemand Kritik als Beleidigung und Demütigung empfindet, wird er sich wohl auch kaum freiwillig selbst beleidigen und demütigen. Selbstkritik ist aber auch ein blödes Wort. Man sollte sich darin üben, über sich selbst nachzudenken, die eigenen Empfindungen zu überdenken; wohl wissend, dass alles Verhalten ein Resultat unserer Empfindung ist.

Dabei spielt der Zeitpunkt, zu dem die Empfindungen per Erfahrungen angelegt wurden, eine wichtige Rolle. Es ist tatsächlich die Kindheit und Jugend, in der sich das meiste unserer Erfahrungen tief in die Festplatte einritzt. Deswegen ist es wirklich sinnvoll, über diese Zeit nachzudenken. Um beim Beispiel zu bleiben: Einem Kind wird gesagt, es sei dann ein liebes Kind, wenn es brav ist und gute Noten schreibt. Dann haben es Mama und Papa doll lieb. Und wenn nicht? Haben die Eltern es dann nicht lieb? Das ist die Frage, die sich ein Kind mit solchen Voraussetzungen stellen muss. Es lernt, dass man etwas tun muss, um geliebt zu werden. Von selbst geht es nicht.

Menschen, die in ihrer Kindheit diese Erfahrung gemacht haben, neigen als Erwachsene dazu mit Liebe zu zocken. Also: „Wer von mir geliebt werden will, muss was Gutes dafür tun. Für den, der mich liebt, muss ich etwas Gutes getan haben, sonst würde er mich nicht lieben." Eine verzerrte Wahrnehmung von Liebe.

Für mich ist es wichtig zu vermitteln, dass die individuelle Sensibilität kaum änderbar ist, und dass man lernen muss mit ihr umzugehen. Hingegen sind die Empfindungen, die aus gemachten Erfahrungen resultieren, durchaus überdenkenswert und änderbar. In der Folge wird sich auch unser Verhalten ändern. Ganz automatisch. Ziel dabei ist selbstverständlich, dass sich unser persönliches Befinden verbessert, und dass wir mit uns selbst besser klarkommen.

Eine kognitive Verhaltenstherapie durch geschulte Fachleute kann durchaus hilfreich sein. Selbstverständlich treten sie dort auch nicht als der doofe Alki auf, sondern als jemand, der über sein Verhalten und Empfinden nachdenkt und sich dabei vom Therapeuten coachen lässt.

Selbsthilfegruppen

Natürlich wäre es ein Versäumnis, Sie nicht auf die Existenz von Selbsthilfegruppen hinzuweisen. Es muss ganz klar gesagt werden, dass Selbsthilfegruppen für stark alkoholabhängige Menschen in den vergangenen Jahrzehnten die einzige gute Chance waren, die Alkoholabhängigkeit in den Griff zu bekommen. Das ist eine traurige Wahrheit. Traurig deswegen, weil hingegen die Erfolgsquoten von professionellen Therapieeinrichtungen über Jahrzehnte so mies waren, dass man es kaum glauben kann. Man muss also allen Selbsthilfegruppen den größten Respekt zollen. Es ist müßig, Gruppen und Vereinigungen namentlich aufzuzählen, weil alle Gruppen leicht im Internet zu finden sind.

Selbsthilfegruppen. Trotz meines Respekts muss ich sie auch **kritisieren**, weil ein Teil ihrer Grundsätze der Philosophie dieses Buches widersprechen und ich gerade diese Widersprüche dafür verantwortlich mache, dass es vielen Leuten so schwer fällt, nachhaltig mit dem Trinken aufzuhören.

Mit einem Blick auf das vorherige Kapitel erkläre ich ausdrücklich, dass ich niemanden beschimpfen oder beleidigen will, sondern meinen Standpunkt, den ich im Kontext für außerordentlich wichtig halte, verteidige.

Nun gut. Ein repräsentatives Beispiel für Selbsthilfegruppen sind die Anonymen Alkoholiker (kurz: AA). Sie haben weltweit immens zur Genesung alkoholabhängiger Menschen beigetragen und auch dazu, dass sich die Gesellschaftskrankheit Alkoholismus in den USA seit Jahren auf dem Rückmarsch befindet. Was gibt es also zu kritisieren?

Es ist zu kritisieren, dass bei den AA immer noch zu viel Hokuspokus um den „Alkoholiker" und den Alkohol gemacht wird. Sie (und alle mir bekannten Selbsthilfegruppen) vertreten die Ansicht, dass der Konsum von Alkohol eine an sich richtige und normale Angelegenheit ist. Nur haben es die „Alkoholiker" übertrieben und dürfen deshalb für den Rest ihres Lebens nicht mehr trinken. Sie würden Zeit ihres Lebens nur eine Armlänge vom nächsten Drink entfernt leben und müssten sich daher ganz bewusst Tag für Tag vom Alkohol fernhalten.

Das ist eine idiotische Perspektive. Das macht keinen Spaß. Es wird auch immer davon geredet, dass man „Alkoholiker" ist und bleibt, auch wenn man „trocken" ist. „Trocken" ist auch so ein Idiotenterminus. Wer keinen Alkohol (mehr) konsumiert, ist trocken. Meine Tochter ist 12 und hat noch nie Alkohol konsumiert. Ist sie deshalb „trocken"? So ein Blödsinn.

Die vielleicht merkwürdige Wahrheit über Selbsthilfegruppen im Allgemeinen und AA im Besonderen ist, dass sie von Alkohol und Alkoholabhängigkeit eigentlich **keine Ahnung haben** und nur den gesellschaftlichen Mumpitz nachplappern.

Trotzdem kann ich gerade die AA empfehlen weil der Alkoholquatsch im Alltag der Gruppen mehr oder weniger von alleine in den Hintergrund rückt und man sich mit dem befasst, worauf es ankommt: Mit dem Leben. Es schadet nicht, sich die eine oder andere Selbsthilfegruppe anzusehen. Sie haben den **riesigen Vorteil**, dass sie definitiv **keine Plattform zum Trinken** sind. Wenn einem also zu Hause die Decke auf den Kopf fällt, ist der Besuch einer Selbsthilfegruppe also eine sinnvolle Beschäftigung. Es gibt in jeder Stadt Gruppen, und man kann täglich fast überall eine besuchen.

Ein **weiterer wichtiger Vorteil** von Selbsthilfegruppen ist, dass dort alle Leute schon einmal abhängig getrunken haben und in der Regel **damit aufhören konnten**. Sie wissen also, wovon sie reden.

Hab ich eben gesagt, man hätte dort keine Ahnung von Alkohol?? Ja, aber damit meinte ich, dass man in den Gruppen eben auch der Überzeugung ist, es gäbe „den Alkoholiker", der unkontrolliert trinkt – während alle anderen richtig und gesund konsumieren können. **Ein fataler Irrtum!** Ich kann nur immer wieder unterstreichen, dass diese Theorie auf einem fatalen Irrtum gründet. Die Gefahr der Selbsthilfegruppe ist die Ausgrenzung: „Wir sind nicht normal", „Wir können nicht normal trinken".

Und überhaupt: Allein schon diese Aussage generiert unzählige Alkoholabhängige in spe, denn er suggeriert jedem Menschen, der wenig Alkohol trinkt, zu den vermeintlichen Normaltrinkern zu gehören. Er frönt weiterhin seiner Abhängigkeit, ohne die geringste Ahnung davon zu haben, was er tut.

Deshalb sage ich: Die Einstellung der Selbsthilfegruppen hinsichtlich Alkohol und Gesellschaft fördert den Konsum mehr, als dass sie ihn verhindert.

Wie gesagt: Dennoch macht der Besuch einer Selbsthilfegruppe für den betroffenen Abhängigen durchaus Sinn. Ehemalige Abhängige können motivieren – ein großer Unterschied zu „professionellen" Therapien. Fragen Sie mal einen Therapeuten, wie *er* es denn mit dem Alkoholkonsum hält. Was wird geantwortet? „Ja, ein Gläschen Wein am Abend gönne ich mir hier und da schon…" Tolles Vorbild. Nicht zuletzt deshalb empfehle ich, die eine oder andere Selbsthilfegruppe versuchsweise aufzusuchen. Auch mit dem Ziel, Menschen kennen zu lernen, die keinen Alkohol konsumieren.

Mal Hand aufs Herz: Wie viele erwachsene Leute kennen Sie, die keinen Tropfen Alkohol konsumieren?

Das alkoholische Gesamtsystem braucht um zu funktionieren unbedingt per Definition die Existenz von „Alkoholikern". Nur: Wenn es in den Köpfen der Menschen auch angekommen wäre, dass Alkohol für *jeden* brutal giftig ist und ein sehr hohes Suchtpotenzial hat, dann würde sich kaum jemand mehr auf die Droge einlassen und vor allem der Nachfolgegeneration nicht mehr als Vorbild zum Konsum dienen.

Glauben

Man hört oder liest öfters, eine Alkoholabhängigkeit sei nur mit der Hilfe Gottes, einem festen Glauben und einer gehörigen Portion Spiritualität in den Griff zu kriegen. Der Ruf kommt aus der Richtung diverser Selbsthilfegruppen und Kirchenvertreter. Professionelle Therapeuten und Ärzte halten sich mit solchen Aussagen für gewöhnlich zurück. Man muss nämlich vorsichtig sein: Trinker mit wenig Selbstbewusstsein und in schlechter Verfassung eignen sich hervorragend dazu, von designierten Gutmenschen auf den „rechten Weg" gebracht zu werden.

Auch an mich sind irgendwann einmal irgendwelche Typen herangetreten und wollten mich, den Trinker, mit Gottes Hilfe auf den rechten Weg zurückbringen. Pah! Da sind sie bei mir auf den Richtigen gestoßen... Als Kind und als Jugendlicher wurden wir insbesondere von meiner Mutter permanent mit der katholischen Kirche gegängelt. Laufend mussten meine Geschwister und ich an Gottesdiensten teilnehmen, und ständig sollten wir uns an irgendwelchen langweiligen Veranstaltungen der Kirchengemeinde beteiligen. Das führte dazu, dass mir als Erwachsener jede Affinität zu Gott und Kirche abhanden gekommen war. Und dann kamen auch noch so ein paar Penner daher, die mir in meiner alkoholischen Not durch Gott und Kirche glaubten helfen zu können. Ich hab sie (im Suff) übel beschimpft und hinausgeworfen.

Trotzdem bin ich zu einer Art Glauben gekommen, der mich im Alltag immer weiterbringt, und der mir unter anderem meinen Abschied vom Alkohol erleichtert hat. Ich denke, dass Glauben etwas sehr Individuelles ist und in erster Linie nichts mit Religion zu tun hat. Das Individuelle führt dazu, dass mein Glauben nicht Ihr Glauben sein muss. Deshalb schildere ich Ihnen an dieser Stelle **meine Art des Glaubens** und betone, dass es sich um eine bloße Darstellung desselben handelt. Ich will Sie also nicht im Entferntesten missionieren oder bekehren.

Irgendwann bin ich auf die Idee gekommen, dass die Erde mit ihren Lebewesen, ihren Pflanzen, ihren Landschaften und Biosystemen, ihrem Platz im Universum und alles was damit zu tun hat, einfach nicht zufällig entstanden sein kann. Ich glaube nicht an die Urknalltheorie. Das ganze System Erde und Weltall scheint perfekt konstruiert zu sein, und wir Menschen verstehen im besten Fall nur einen kleinen Bruchteil der Zusammenhänge.

Ich bin davon überzeugt, dass es eine Ebene über uns geben muss, und dass diese um ein Vielfaches intelligenter ist als wir Menschen es sind. Der Mensch hat das Fliegen erfunden; wie intelligent. Nur stimmt's nicht. Der Mensch hat sich nur irgendwann die Mühe gemacht, sich die seit Jahrmillionen in der Natur vorhandenen Flugzeuge etwas genauer anzusehen und sie *nach*zubauen. That's it! Eine Fliege hat er übrigens noch nicht hinbekommen. Wie diese Ebene über uns heißt oder heißen könnte, ist mir eigentlich schnurz piep egal. Von mir aus „Gott" oder „Schöpfung" oder sonst wie. Wie gesagt: Dass es diese Ebene gibt, davon bin ich überzeugt.

Mein Glaube und auch meine Hoffnung bestehen darin, dass es diese höhere Instanz grundsätzlich gut mit den Menschen meint. Einige Indizien deuten darauf hin: Unsere Körper und unser Lebensraum scheinen so konstruiert zu sein, dass wir darin ohne besondere Anstrengung und ohne uns gegenseitig die Köpfe einschlagen zu müssen, überleben können und zu gegebener Zeit eines natürlichen Todes sterben – nicht ohne unser Leben zuvor ausreichend genossen zu haben. Nur hat die Schöpfung vielleicht nicht damit gerechnet, dass sich die Menschen ohne triftigen Grund die Köpfe einschlagen. Und vielleicht hat sie auch nicht damit gerechnet, dass die Menschen gegorenes Obst unter Missachtung aller eingebauten Warnsysteme trinken würden, nur weil es zufällig die Sinne kreisen lässt. Ich glaube also, dass es eine höhere Instanz gibt, die es gut mit uns Menschen meint; die will, dass wir glücklich sind und unser Leben genießen. Sie hat garantiert nicht Ethanol als Getränk für Menschen vorgesehen! Das ist unmöglich. Selbstzerstörung kann für die Menschheit nicht vorgesehen sein.

In der Bibel kommt Alkohol vor. Vor allem Wein, das Standardgetränk der alten Römer. Von wem aber wurde die Bibel geschrieben und übersetzt? Von Menschen. Genauer gesagt von weintrinkenden Mönchen... So hat sich Ethanol in die christlichen Kirchen geschlichen, und da ist er bis heute geblieben. Mit Gott hat das nichts zu tun.

Ich lebe meinen Glauben indem ich versuche, anderen aktiv nicht zu schaden und nehme gleichzeitig für mich in Anspruch, möglichst glücklich zu leben. Ich lebe bewusster als früher und bin sensibler für meine konstruktiv bedingten Wahrnehmungen. Wenn etwas giftig schmeckt, lasse ich es aus meinem Körper. Was mir nicht gut tut, lasse ich weg. Ich muss in erster Linie dafür Sorge tragen, dass es mir gut geht. Wenn es mir gut geht, habe ich alle Möglichkeiten und muss mir keine gesellschaftlichen Zwänge aufdrücken lassen.

Das ist mein Glaube. Er enthebt mich von allerlei Pflichten, die ich früher glaubte erfüllen zu müssen. Das macht frei und glücklich. Nur wenn es mir gut geht, kann auch meine Umwelt Nutzen von mir und meinen Leistungen haben. Das ist ausreichend und ganz gewiss im Sinne Gottes.

Seit einigen Jahren ist der **Ökologiegedanke** in Europa stetig auf dem Vormarsch. Alles wird unter ökologischen Gesichtspunkten betrachtet. Eine gewisse Achtung vor der von der Schöpfung geschaffenen Umwelt zu haben, ist sicherlich notwendig. Man muss aber auch eine gehörige Portion Achtung für sein eigenes Ich aufbringen, das in Form von Körper und Geist jedem zu Eigen ist. Es ist quasi gottgegeben. Insofern ist der sorgfältige **Umgang mit sich selbst** gelebter Glauben. So gesehen ist ein solider Glauben für mich tatsächlich wichtig, um bewusst und gesund leben zu können. Gott kann kein Interesse an vergifteten Menschenwracks haben. Das wäre unlogisch.

In manchen Selbsthilfegruppen kursiert die Meinung, Gott ließe nur 2-3 % aller „Alkoholiker" „trocken" werden. Es sei eine Gnade, „trocken" werden zu dürfen. Sie ahnen es bereits: Das halte ich für einen der dümmsten Dummsprüche überhaupt. Dumm und menschenverachtend. Das klingt ja so, als habe die Schöpfung „Alkoholiker" vorgesehen und lasse nun auf göttlichem Weg 2-3% „trocken" werden. Wie gnädig. Die Schöpfung kann Toxine für menschliche Organismen doch nicht vorgesehen haben! Hätte sie sonst die ganzen Schutzmechanismen für versehentlich eingebrachtes Gift installiert? Quatsch also! Jeder kommt unvergiftet auf die Welt und hat das Recht, es über seine Lebzeit zu bleiben. Alles andere ist menschliches, unüberlegtes Geschwafel.

Ich bin der Meinung, dass man auf dem Weg zur alkoholischen Genesung Gott nicht besonders bemühen muss. Ich denke, ein gewisser Respekt vor der Schöpfung und eine gewisse Sorgfalt im Umgang mit sich selbst sind ausreichend und „gottgefällig".

Perspektive

Sie haben für dieses Buch gutes Geld ausgegeben und es bis hierher gelesen. Für den Betrag hätten Sie eigentlich auch zwei „gute" Flaschen Rotwein bekommen. Das Buch wäre also genau dann schon sein Geld wert, hätten Sie dadurch zwei Flaschen Rotwein weniger getrunken. Natürlich kann das nicht das Ziel sein. Das Buch muss Ihnen viel, viel mehr bringen als den Gegenwert von hochtoxischen Flaschen mit vergorenen Trauben. Das Buch ist eine Anleitung, um glücklich, gesund und frei zu sein.

Fangen wir mit etwas Einfachem an: dem Autofahren. Jeder, der Alkohol konsumiert und einen **Führerschein** hat, kommt irgendwann in die Situation, mehr oder weniger alkoholisiert einen Wagen zu lenken. Der Gesetzgeber lässt (der alkoholischen Gesellschaft Rechnung tragend) einen Spielraum von bis zu 0,5 Promille zu. Ich habe jahrelang mit diesen Promillegrenzen gezockt. Ewiges Überlegen, ob ich nun schon über 0,5 wäre (und wenn ja, wie weit darüber), und ob es nicht doch besser wäre das Auto stehen zu lassen usw. Oft bin ich mit zu viel Alkohol im Blut gefahren, was dann immer dazu geführt hat, dass ich ständig nach Polizeiautos Ausschau hielt. Mit Vorliebe im Rückspiegel und unter gewaltigen Stress. Panik, wenn irgendwo ein grün-weißes Auto mit blauem Licht aufgetaucht ist. Jahrelang ist nichts passiert. Kurz vor dem endgültigen Ende meiner Trinkerkarriere hat es dann doch geklappt: Der Führerschein war weg. Immerhin habe ich keinen Verkehrsunfall verursacht. Zufall.

Wenn Sie nicht mehr trinken, fallen der ganze Stress und die Konsequenzen von Alkohol am Steuer weg. Sie können zu jeder Tages- und Nachtzeit ohne schlechtes Gewissen Auto fahren. Sie müssen niemanden mehr bitten, Sie nach Hause zu fahren. Sie brauchen kaum noch Taxis. Sie müssen nie mehr am nächsten Tag irgendwo Ihren abgestellten Wagen abholen. Sie müssen nie mehr um Ihren Führerschein bangen. Traumhaft, denn ohne Führerschein ist man heute nur ein halber Mensch. Und noch etwas: Man muss nie wieder andere Verkehrsteilnehmer fahrlässig gefährden. Dass das Autofahren so viel mehr Spaß und echte Unabhängigkeit bringt, wenn man nicht mehr trinkt, hätte ich mir kaum träumen lassen. Übrigens: Wenn Ihr Führerschein bereits abhanden gekommen ist, dann kriegen Sie ihn relativ leicht wieder zurück – wenn Sie nicht mehr trinken.

Als Nächstes fällt mir die Sache mit dem **Alkoholkater** ein. Er kommt nicht mehr zu Ihnen ins Bett. Ersatzlos gestrichen. Man verpennt keinen Sonntagmorgen mehr. Man hat keine alkoholbedingten Kopfschmerzen mehr. Man muss sich nicht mehr fragen, welchen Mist man am Vorabend wieder von sich gegeben hat. Das hört alles auf. Und das Gewissen wird gut. Nie mehr ein schlechtes Gewissen wegen seines Alkoholkonsums zu haben, ist wahrlich eine Befreiung.

Das gute **Aussehen** kommt zurück. Egal wie alt Sie sind. Die Augen strahlen wieder. Die Haut wird besser. Nie mehr aufgedunsen. Es werden Energien frei. Der Körper hat in der Vergangenheit 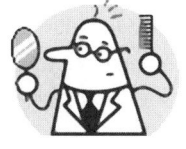 viel Kraft verwendet, Alkohol abzubauen. Das kostet Energie. Diese wird jetzt frei und steht zu Ihrer freien Verfügung. Sie werden geistig flexibler. Wer immer mit einem „dicken Kopf" unterwegs ist, kann sich nicht mehr richtig konzentrieren. Das kommt zurück. Körper und Geist werden straffer, flexibler und sind stärker belastbar als zuvor.

Kurz: Nicht zu trinken bringt echte **Lebensqualität**.

In dem Moment, in dem Sie aufhören zu trinken, erhöhen Sie deutlich Ihre Lebenserwartung, und Sie können sich auf eine ständige Verbesserung Ihrer Lebensqualität freuen. Ihr Immunsystem kann sich jetzt auf das konzentrieren, wofür es da ist: Viren und andere Erreger ausknocken. Die Folge: Sie sind für viele Infektions- und Viruserkrankungen wesentlich weniger anfällig. Auch angeblich altersbedingte Erkrankungen des Herz-Kreislaufsystems werden viel seltener und weniger intensiv auftreten.

Das sind alles Gründe dafür, dass Sie nicht für andere mit dem Trinken aufhören, sondern für sich. Nicht für den Partner, die Eltern oder die Geschäftsleitung. Nur für sich.

Wenn Sie den Empfehlungen dieses Buches folgen, wird sich Ihr Leben auf jeden Fall positiv verändern. Sehr positiv. Dann haben Sie Ihr Geld perfekt investiert.

Das Schöne dabei ist, dass Sie dafür gar **nicht viel „schaffen" müssen**. Man hört immer mal wieder, dass der oder der es „ge*schafft*" hat mit dem Trinken aufzuhören. In Wirklichkeit lernt man vielmehr nur, Verschiedenes einfach zu unterlassen als zu tun. Das ist die Kunst.

Der Weg in eine glückliche Zufriedenheit ist nicht so schwer und steinig, wie er oft dargestellt wird:

1. Sie schießen die Droge ab und ersetzen sie *nicht* durch eine Neue.

2. Sie fangen dann an, sich um sich selbst zu kümmern. Dazu holen Sie sich am besten gezielt Hilfe.

3. Ab dann gehen die Dinge von alleine. Sie werden sehen, dass Sie plötzlich viel weniger Action machen müssen als zuvor. Verlassen Sie sich drauf.

Vielleicht erreichen Sie manche Ziele nicht. Vorstandsvorsitzender zu sein zum Beispiel. Das liegt dann aber nicht daran, dass Sie nicht mehr das Zeug dazu haben, sondern dass es Ihnen mit zunehmender Nüchternheit gar nicht mehr wichtig ist, diese Position zu erreichen. Es kann nämlich passieren, dass Ihnen 3 Wochen mehr Urlaub pro Jahr wichtiger werden, als der neue Vorstandsposten. Wenn solche Entwicklungen eintreten, sind Sie auf einem guten Weg. Mit „Nüchternheit" meinte ich übrigens gerade nicht die alkoholische Nüchternheit. Die setze ich voraus. Ich meinte vielmehr die nüchterne Empfindung dafür, was einem gut tut und was nicht. Für diese Entwicklung müssen Sie sich etwas Zeit lassen. „Give yourself more credit", sagen die Amis und meinen damit „Glaub mehr an Dich selbst" – und damit haben sie verdammt recht.

Einen Blick nach Westen, über den großen Teich, finde ich motivierend. Ich weiß, in Deutschland herrscht gerade ein gewisser Antiamerikanismus. Trotzdem haben **die Amerikaner** Ihren Alkoholismus wesentlich besser im Griff als die Europäer. Das muss deutlich gesagt werden. In einer normalen amerikanischen Familie wird heute einfach nicht getrunken. Und dennoch ist der amerikanische Alltag gelassener als unserer. Man stresst sich nicht so sehr. Verhaltensmuster, die man sich ruhig zu Eigen machen kann! Machen Sie doch mal Urlaub in den USA, und sehen Sie sich die Leute und das Trinkverhalten genauer an. Ich finde, dass man viel Positives für sich mit nach Hause nehmen kann.

Natürlich findet man auch in Europa Leute, die nicht trinken. Ich beobachte, dass Nichttrinker immer gelassener und glücklicher sind als Trinker. Solche Leute zu kennen bringt viel. Sie sind bald einer von ihnen. Um das zu erreichen ist mein Buch gut, richtig und wichtig. Trotzdem ist es „nur" eine gedruckte Anleitung und kann, wie alle Bücher, praktische Erfahrungen und Vorbilder nicht ersetzen.

Deswegen empfehle ich Ihnen, Ihren **Bekanntenkreis mit Nichttrinkern zu bereichern**. Das wird Ihren Horizont erweitern und Ihnen zeigen, dass ohne Alk völlig cool gelebt werden kann. Insbesondere für den Novizen in Sachen „Cool ohne Alk" sind vorgelebte und erzählte, positive Erfahrungen von Nichttrinkern wichtig; egal ob sie nie getrunken haben oder nicht mehr trinken. Im Grunde genommen funktionieren so Selbsthilfegruppen, wobei ich mich mit dieser Bezeichnung schwer tue. Das klingt so dramatisch. Besser fände ich „Interessensgemeinschaft mit der Zielsetzung ‚Wir wollen mit Glück und Spaß leben, ohne uns dabei zu vergiften'" Ja, so was fände ich OK.

Vielleicht gründen Sie ja mal eine? Oder ein entsprechendes Internetforum? Foren gibt es viele, ich weiß. Die mir bekannten finde ich nur so furchtbar dramatisch. Sie strotzen von Selbstkasteiung. Völlig uncool. Also mal sehen, vielleicht entwickelt sich **innerhalb unserer Leserschaft ein organisierter Erfahrungsaustausch**... Ich selbst will so etwas eigentlich nicht machen, aber wenn Sie Interesse haben, würde ich beim

Austausch von Kontakten behilflich sein. Erfahrungsaustausch zwischen Gleichgesinnten ist und bleibt wichtig.

Es bietet sich an dieser Stelle an, noch einmal auf die Profis einzugehen. Gemeint sind **Psychologen und Psychotherapeuten**. Wir[22] können auf sie nicht verzichten! Meine Vorgeneration war nicht für „Seelenklempner" zu begeistern. Meine Generation neigt dazu, sich unter „Psychos" universitäre Gestalten der 1970er und 1980er Jahre vorzustellen - Birkenstock beschuht, mit lila Latzhosen, hennarot gefärbten Haaren und auf dem Campus herumlungernd. Das ist nicht mehr so. Man darf mit Psychologie nicht prüde und verklärt umgehen. Ich bin zwar nach wie vor der Überzeugung, dass der durchschnittliche Suchttherapeut (insbesondere der für die Droge Ethanol zuständige) von seinem Business keine besondere Ahnung hat, jedoch sind Psychologen und Psychotherapeuten in anderen Gebieten unersetzlich.

Ich will Sie mit diesem Buch motivieren, mit dem Trinken aufzuhören *und* sensibel für Ihr eigenes, seelisches Befinden zu werden. Wenn Sie dabei feststellen, dass die eine oder andere Empfindung möglicherweise aus der Reihe tanzt, dann können und sollten Sie den Fachmann konsultieren, damit der Ihnen hilft. Ich meine nicht, dass Sie sich auf die Couch legen und jammern sollen: „Doktor, mir geht's immer so schlecht...", sondern ich empfehle, konkrete Erscheinungen wie Angstzustände oder Minderwertigkeitsgefühle direkt anzusprechen und gemeinsam einen Lösungsweg zu erarbeiten. Solche Behandlungen funktionieren ambulant und sind von begrenzter Dauer. Auch nur einen Tag voller Angst, Stress und Depression durch die Welt zu gehen ist uncool.

---

[22] damit meine ich „Menschen des 21. Jahrhunderts"

Dabei will ich es jetzt aber auch belassen. Nur eines noch: Es ist mir noch wichtig, **das Leben und das Befinden unserer Kinder** anzusprechen. Wir müssen unser Bestes geben, um ihnen den bestmöglichen Start ins Leben zu gewährleisten. Zur Erinnerung: Primär wir Eltern programmieren die Festplatte unserer Kinder. Mit diesen Programmen müssen die Kinder ein Leben lang auskommen – oder sie später mit viel Aufwand korrigieren. Wie aber sollen wir vernünftig programmieren, wenn wir alkoholabhängig, depressiv und unglücklich sind? Das geht nicht. Deshalb ist es unsere erste Pflicht dafür zu sorgen, dass es uns gut geht, dass unsere Programme korrigiert werden, und dass unser Alkoholkonsum aufhören kann. Ich kann doch nicht am Küchentisch sitzen und meiner Tochter mit einem Glas Wein in der Hand Stories über die Gefahren des Alkoholkonsums erzählen! Das funktioniert nicht. Nein, nur wenn es uns gut geht, und wir nicht trinken, können wir Kindern den Start ins Leben gewährleisten, der ihnen zusteht.

Bei uns zu Hause wurde immer getrunken und geraucht. Meine Eltern wussten es nicht besser oder konnten nicht anders. Ich weiß es besser und kann anders. Und deshalb muss ich meinem Kind keinen solchen Quatsch vorleben.

Ich erzähle meiner Tochter keinen Nonsens über gute und leichte Weine, über geregelten Alkoholgenuss und über „Alkoholiker". Ich erzählte ihr auf Nachfragen das Gleiche, was ich Ihnen bis hierher erzählt habe. Und siehe da: Sie erkennt bereits mit 12, dass Alkohol eine doofe Droge ist, und dass diese im menschlichen System nichts verloren hat. Das kann ich ihr aber nur deshalb glaubhaft machen, weil ich selbst nicht trinke.

Wenn ich höre, dass Jugendliche in Diskotheken und Bars „kampftrinken", und dass Ihnen Flatrates für Alkohol angeboten werden, dann könnte ich heulen.
Wir dürfen so etwas nicht zulassen!

Die zwischen 1960 und 1980 geborenen Erwachsenen müssen diesen Kreislauf durchbrechen! Jeder für sich und für seine Kinder. Das ist für unser Wohlergehen und das unserer Kinder unerlässlich.

Schlusswort

Wir befinden uns jetzt auf Seite 104 dieses Buches.

Kritiker sagen, es wäre ein bisschen dünn. Na ja. Wie Sie inzwischen wissen, halte ich den aufgeblasenen Hokuspokus in Sachen Alkohol für unnötig. Ich habe über alles geschrieben, was zur Auflösung Ihrer Alkoholabhängigkeit notwendig ist. Mehr gibt es nicht.

Andere sagen, dass Buch wäre populistisch. Das stimmt insofern, als dass ich darauf verzichtet habe, Ihnen irrwitzige Fremdwortfolgen um die Ohren zu hauen. Ich habe versucht es so zu schreiben, dass es jeder versteht. Unter „populistisch" versteht man aber auch eine Meinung so darzustellen, dass sie für die Masse der Zuhörer oder Leser opportun erscheint (Politiker machen das gerne).

Alles in allem bin ich mir durchaus bewusst, dass meine (richtige) Auffassung von Alkoholabhängigkeit, Sucht und Alkoholismus keineswegs populär ist. Ich werde dafür sogar öfters von Vertretern diverser Interessensgruppen kritisiert. Damit muss und kann ich leben.

Ein gutes Geschäft ist eines, wovon beide Partner etwas haben. Eine Win-Win-Situation. Ich habe von Ihnen Geld für eine Anleitung bekommen, mit der Sie sich eine lästige Volksseuche vom Halse schaffen können. Das zu wissen tut mir gut.

Insofern ist es mir auch egal, was Dritte über dieses Buch sagen und schreiben.

Sie sind mein Leser, mein Kunde, mein Mandant. Ich habe größtes Interesse daran, dass Sie dieses Buch weiterbringt, und dass Sie Ihr Leben deutlich verbessern können.

Und jetzt, genau jetzt und hier ist der Zeitpunkt gekommen! **Gehen Sie es an!**

Ich wünsche Ihnen das Allerbeste.

Ihr

Johannes Regnitz

Cool ohne Alk - Teil 2

Anhang

Bitte lesen Sie dieses Kapitel keinesfalls losgelöst vom Rest des Buches, sondern betrachten Sie es aufbauend als eine der ersten praktischen Anwendungen in Ihrem neuen Leben ohne Alkohol. Sollten Sie keine Führerscheinprobleme haben, kann das Lesen des Kapitels in sofern sinnvoll sein, als dass man zum einen Betroffene sinnvoll beraten kann und zum anderen vielleicht erkennt, wie unsere alkoholische Gesellschaft im Zeitalter der Massenmobilität mit dem Phänomen Alkoholismus umgeht.

Die Erklärungen und Erläuterungen basieren auf aktuellem deutschem Recht; sie sind also in anderen Ländern wie in z.B. in Österreich und in der Schweiz nicht anwendbar.

Ich behandle ausschließlich den Fall, dass ein Führerschein im Zusammenhang mit einer Trunkenheitsfahrt und einer Promillezahl von 1,6 oder mehr entzogen worden ist, wobei der Gesetzgeber davon ausgeht, dass ab dieser Blutalkoholkonzentration in Verbindung mit dem Führen eines Fahrzeugs auf jeden Fall eine Alkoholabhängigkeit vorliegt.

Führerschein und positive MPU

Viele Leute mit Alkoholproblemen verlieren ihren Führerschein. Um ihn wiederzubekommen, müssen sie der Fahrerlaubnisbehörde eine MPU einer anerkannten Untersuchungsstelle für Fahrtauglichkeit vorlegen.

Fest steht: Im Gegensatz zum sonstigen Geschwafel über „Alkoholiker", Alkoholismus und Normaltrinker, sind die im deutschen Verkehrs- und Strafrecht verankerten Richtlinien und Bestimmungen durchaus sinnvoll und modern und werden oft zu Unrecht als Schikane und übertriebene Bürokratie bezeichnet. In anderen europäischen und nicht europäischen Staaten gibt es keine MPU; Fahren unter Alkoholeinfluss wird jedoch drakonisch bestraft, und es drohen Sperrfristen von 10 Jahren und mehr. Man ist also juristisch gesehen nach einem Führerscheinentzug in Deutschland vergleichsweise gut bedient und hat beste Chancen, den Führerschein in relativ kurzer Zeit wieder zurückzubekommen, wenn man sich an verschiedene vorher bekannte Regeln hält.

Sinn und Zweck dieses Buches ist, Sie von Ihrer Alkoholabhängigkeit zu befreien bzw. Ihnen die Informationen zu geben, mit denen Sie sich selbst von Ihrer Abhängigkeit befreien können. Wenn Sie das erledigt haben, d.h. **wenn Sie mit dem Trinken aufgehört haben, ist es wirklich ein Klacks eine MPU positiv zu absolvieren**. Ich betone das, weil unsachliche Gerüchte im Umlauf sind, die vielen Leuten Angst vor einer MPU machen. Sie glauben diese niemals auf Anhieb bestehen zu können und der Willkür irgendwelcher Psychologen hilflos ausgeliefert zu sein. Vergessen Sie solche Geschichten!

Ich schildere Ihnen nun Schritt für Schritt...

- was die MPU eigentlich ist
- wie man sich vorbereitet
- wie sie abläuft
- wie man sie positiv absolviert

„MPU" steht für medizinisch-psychologische Untersuchung. Bezeichnungen wie „Idiotentest" sind vollkommen unsachlich und beleidigen sowohl Teilnehmer als auch Mitarbeiter der jeweiligen Untersuchungsstellen.

In Deutschland wird der Führerschein auf Lebenszeit erteilt. Er ist solange gültig, bis bei der zuständigen Fahrerlaubnisbehörde Zweifel an der Eignung des Führerscheininhabers zum Führen eines Kraftfahrzeuges entstehen, z.B. durch eine Trunkenheitsfahrt. Eine **Trunkenheitsfahrt** ist ab 1,1 Promille in jedem Fall eine Straftat, impliziert aber nicht zwangsläufig, dass der Fahrer ungeeignet zum Führen eines Kraftfahrzeugs ist. Der Führerschein wird auf Grund der Straftat zwar entzogen, kann aber nach Ablauf der Sperrfrist neu und ohne MPU beantragt werden.[23] Anders sieht die Sache bei einer Blutalkoholkonzentration von 1,6 Promille und mehr aus. Hier geht der Gesetzgeber eindeutig und unumstößlich davon aus, dass die betreffende Person alkoholabhängig ist und verlangt, dass der Alkoholabhängigkeit mit geeigneten Mitteln zu begegnen ist und dies im Rahmen einer MPU festgestellt und belegt wird. Man könnte sich natürlich fragen was mit Fahrern ist, die mit 1,59 Promille erwischt werden; die Frage ist aber müßig. Die Vorschrift heißt: 1,6 Promille oder mehr.

---

[23] Sofern es sich nicht um eine Wiederholungstat handelt

Meiner persönlichen Meinung nach ist jeder zu einem gewissen Grad alkoholabhängig, der es sich nicht verkneifen kann mit einer messbaren Blutalkoholkonzentration zu fahren. Aber das interessiert den Gesetzgeber herzlich wenig, weshalb ich mich mit meiner Meinung zum Thema MPU auch zurück halten werde und mich darauf beschränke, was Sie für den Rückerhalt Ihres Führerscheins benötigen.

Sie müssen sich stets vergegenwärtigen, dass man Ihnen bei der Untersuchungsstelle nichts Böses will, sondern dass Sie zum Zeitpunkt des Führerscheinentzugs akut alkoholabhängig waren. Man möchte sich nun vergewissern, ob Ihnen das bewusst ist und erfahren, was Sie inzwischen getan bzw. unterlassen haben, um dieser Abhängigkeit zu begegnen. Leider reicht nicht aus zu sagen „Ich habe das Buch von Johannes Regnitz gelesen, dann aufgehört zu trinken, und jetzt ist alles bestens! Sie werden den Erfolg nachweisen und anhand von Unterlagen und messbaren Entwicklungen glaubhaft machen müssen. Was genau gefordert wird, erläutere ich später.

Ich möchte nun der Reihe nach vorgehen und damit beginnen, **wie eine MPU am Untersuchungstag genau abläuft**…

Die gängigen anerkannten Untersuchungsstellen sind der TÜV und die Dekra. Nachdem Sie sich für eine entschieden und sich dort für die MPU angemeldet haben, erhalten Sie auf dem Postweg eine Einladung mit Datum und Uhrzeit der Untersuchung sowie eine Rechnung. Die Kosten müssen Sie vorab per Überweisung oder spätestens **am Tag der MPU** bar oder per Kreditkarte bezahlen. Nehmen Sie sich an diesem Tag auf jeden Fall frei. Terminstress und MPU passen nicht zusammen. Frühstücken Sie normal, sortieren Sie die notwendigen Dokumente, und gehen Sie den Tag möglichst gelassen an.

Sie müssen keine Angst haben; die Mitarbeiter der Untersuchungsstelle sehen sich als Dienstleister und verhalten sich Ihnen gegenüber höflich und korrekt.

1. Als erstes wird man Ihre **Personalien** aufnehmen, den **Geldeingang** überprüfen und Ihnen **2-3 Fragebögen** aushändigen, die Sie nun ausfüllen sollen. Es geht hier nur um sachliche Dinge wie etwaige Vorerkrankungen und ähnliches. Die Bögen dienen zur Strukturierung des späteren Gespräches mit dem Arzt bzw. Psychologen.

2. Nach dem Ausfüllen wird Ihre **Konzentrations- und Reaktionsfähigkeit** an einem speziellen Testgerät getestet. Auch hier gilt: Keine Panik. Sie müssen nicht die Fähigkeiten eines 20-jährigen Kampfjetpiloten nachweisen, sondern die eines durchschnittlichen Autofahrers. Auf diesen Test folgt die **medizinische Untersuchung**: Von ärztlicher Seite wird Ihr gesundheitlicher Allgemeinzustand in Form einer klassischen Untersuchung festgestellt – so wie man sie von seinem Hausarzt kennt. Motorik, Herz, Kreislauf, Sehvermögen, Hörvermögen, Blutwerte. Mehr nicht.

3. Als dritter und letzter Schritt findet **das ca. 45-minütige Gespräch mit dem Psychologen** statt, vor dem sich die meisten Teilnehmer völlig grundlos fürchten. Den armen Psychologen wird allerlei irrsinniges Zeug unterstellt, was in der Regel komplett aus der Luft gegriffen ist. Glauben Sie mir: Wenn Sie „Cool ohne Alk" gelesen und verinnerlicht und mit dem Trinken aufgehört haben, dann kann Ihnen bei der MPU im Allgemeinen und beim Psychologen im Besonderen nichts passieren. Man ist an Ihrer positiven Entwicklung interessiert, und man kann ihnen dabei kein X für ein U vormachen. Das haut nicht hin. Der Psychologe wird Ihnen zum Ende des Gesprächs die Tendenz des Gutachtens mitteilen, er wird aber für das endgültige Urteil das Gespräch mit dem Arzt sowie das Ergebnis der Blutuntersuchung abwarten.

Nach dem Gespräch mit dem Psychologen ist die **MPU beendet**, und Sie können nach Hause gehen. Es wird 1-2 Wochen dauern, bis man Ihnen das **Gutachten auf dem Postweg** zustellt.

Soviel zum Ablauf einer MPU. Klingt sehr einfach, oder? Was ich Ihnen aber bis jetzt vorenthalten habe ist, **wie Sie sich unter Berücksichtigung der gesetzlichen Richtlinien auf die MPU vorbereiten müssen**. Die richtige und zweckmäßige Vorbereitung auf die Untersuchung ist viel wichtiger als die MPU selbst. Ich persönlich halte aber nicht alle Richtlinien für sinnvoll, die für den positiven Ausgang einer MPU im Vorfeld befolgt werden müssen. Aber wie gesagt: Ich werde ja nicht gefragt. Hier hat nur der Gesetzgeber das Sagen. „Cool ohne Alk" ist zwar bei den Begutachtungsstellen (insbesondere beim TÜV) bekannt und wird sicher auch eher positiv als negativ bewertet, jedoch setzt das Buch nicht den gesetzlichen Rahmen außer Kraft. Wenn Sie also im Vorfeld der MPU nicht die Richtlinien befolgt haben und somit auch nicht den Nachweis erbringen können, darf der zuständige Psychologe Ihnen kein positives Gutachten ausstellen. Es ist daher völlig sinnlos unvorbereitet und aufs grade Wohl an einer MPU teilzunehmen. Der negative Ausgang ist vorprogrammiert.

Wie bereite ich mich also richtig vor?

Um Ihnen die korrekte Vorbereitung zu veranschaulichen, habe ich eine kleine Geschichte erfunden, deren Hauptperson ein gewisser Herr Kantewein ist. Und sie geht so…

Herr Kantewein ist 38 Jahre alt und lebt in einer deutschen Stadt, sagen wir in Münster. Er ist verheiratet, Vater von zwei Kindern und hat es in den letzten Jahren beruflich zu beachtlichem Erfolg gebracht. Er leitet die Münsteraner Niederlassung einer großen Versicherungsgesellschaft und kann sich neben einem eigenen Haus weitere Annehmlichkeiten leisten. Er führt eine glückliche Ehe und ist ein hervorragender Vater.

Leider hat sich der Konkurrenzdruck unter den Versicherungen in den letzten Jahren derart verschärft, dass es für Herrn Kantewein und sein Team immer schwerer wird, die von der Zentrale geforderten Umsatzzahlen zu erreichen. Jeden Monat findet in Berlin eine Besprechung der Niederlassungsleiter statt. Dabei werden die neuesten Zahlen der einzelnen Niederlassungen verglichen, und unser Herr Kantewein leuchtet mit seinen Zahlen leider immer öfter als Schlusslicht. „Das muss sich ändern, Herr Kantewein! Ansonsten müssen wir ernsthaft darüber nachdenken, Ihren Posten zur Disposition zu stellen", so ein Vorstandsmitglied. Ein immenser Druck lastet auf seinen Schultern. Er will seinen gesellschaftlichen Status unbedingt behalten, merkt aber auch den Anforderungen kaum gewachsen zu sein.

In jungen Jahren war Herr Kantewein sehr sportlich, hat nicht geraucht und kaum getrunken. Auf Feiern hat er im üblichen Maße Alkohol konsumiert. Mit dem beruflichen Erfolg stieg aber auch sein Alkoholkonsum; er ließ ihn insbesondere nachts ruhiger schlafen ließ und diente ihm bald als Mittel zur Entspannung. Als der Erfolgsdruck immer größer wurde, trank er immer häufiger und immer mehr, ohne jedoch betrunken zu erscheinen. Weder sich noch anderen. Trotzdem plagte ihn aufgrund seines Alkoholkonsums zunehmend ein schlechtes Gewissen. Mitteilen konnte und wollte er sich diesbezüglich niemandem.

Eines schönen Tages wurde Herr Kantewein von einem seiner größten Kunden anlässlich eines Firmenjubiläums zum Mittagessen eingeladen. Die Stimmung war gut. Im Rahmen des Essens, das in einem gepflegten Restaurant außerhalb der Stadt stattfand, wurde viel getrunken. Herr Kantewein trank mit. Nach dem Essen gab es noch Kaffee mit Cognac. Just in dem Moment, als sich Herr Kantewein verabschieden wollte, lud man ihn noch kurz an die Bar, um über die anstehenden Neuverhandlungen der Versicherungsverträge zu sprechen. Wie konnte er da nein sagen? Gar nicht. Also setzte er sich mit an die Bar und nahm während der stattfindenden Gespräche den einen oder anderen Longdrink zu sich.

Gegen 17:00 löste sich die Runde auf, und Herr Kantewein bestieg wie üblich seinen Wagen, um nach Hause zu fahren. Am Stadtrand staute sich der Verkehr. Der Grund war eine von der Landespolizei installierte Verkehrskontrolle. Herr Kantewein fuhr geradewegs hinein. „Verkehrskontrolle!" begrüßte ihn der Beamte. „Führerschein und Fahrzeugpapiere bitte. Haben Sie Alkohol getrunken?" „Ein, zwei Glas Wein zu Mittag", antwortete Herr Kantewein. „Na dann fahren Sie mal rechts in die Parkbucht... Bitte blasen Sie einmal möglichst konstant in dieses Gerät." Herr Kantewein bläst, der Beamte betrachtet das Display des Geräts, und sein Gesichtsausdruck wird düster: 1,85 Promille zeigt das Gerät an. Böse Sache.

Auf der Polizeidienststelle wird eine Blutprobe genommen. Bereinigtes Ergebnis: 1,7 Promille. Herr Kantewein ist außer sich. Er hat keinerlei motorische Probleme und konnte den Wagen ja auch sicher führen. Da muss irgendwas nicht stimmen. 1,7 Promille können nicht sein. Leider stimmt alles. Der Führerschein wird eingezogen, und Herr Kantewein lässt sich von seiner Frau abholen.

Auf der Fahrt nach Hause bricht Herr Kantewein zusammen. Aber nicht körperlich. Er gesteht seiner Frau zum ersten Mal, dass er schon länger vermehrt trinkt, und dass er den Erfolgsdruck nicht mehr ertragen kann. Seine Frau reagiert voller Verständnis, und sie beschließen gemeinsam ihr Leben umgehend so zu ändern, dass Herr Kantewein von seinem Druck befreit wird.

Am nächsten Tag sucht Herr Kantewein seinen Hausarzt auf und schildert ihm seine Alkoholproblematik; dass sein Trinken in den letzten Jahren stetig zugenommen hat. Er wird daraufhin bis auf weiteres krankgeschrieben und bekommt den Rat, sein Leben in verschiedenen Bereichen grundlegend zu ändern und natürlich mit dem Trinken aufzuhören. Dringend.

Auch seine Frau war in der Zwischenzeit aktiv: Sie ist im Internet auf das Buch „Cool ohne Alk" gestoßen. Sie hat es in der E-Book-Version gekauft und auf ihren PC herunter geladen. Obwohl sie das Buch primär für ihren Mann gekauft hat, liest sie es selbst auch und stellt fest, dass die Lektüre auch für sie recht hilfreich ist. Nachdem auch Herr Kantewein das Buch gelesen hat, beschließen beide verschiedene Dinge in ihrem Leben ändern zu wollen; insbesondere wollen sie beide ihren Alkoholkonsum einstellen.

Hier unterbreche ich die Geschichte von Herrn Kantewein für ein paar Erläuterungen: Was soll das mit dem Kantewein? Warum erzähle ich Ihnen das alles? Es ist eine frei erfundene Geschichte, die aber in dieser oder ähnlicher Form ständig passiert. Herr Kanterwein ist kein Einzelfall. Jährlich verlieren in Deutschland 100.000 Herr Kanteweins aufgrund von Alkohol am Steuer ihren Führerschein. Jeder Führerscheinverlust hat seine Vorgeschichte. Jeder auffällig gewordenen Trunkenheitsfahrt gehen 1.000 (!) *un*auffällige Trunkenheitsfahrten voraus, so die Statistik.

Bei der MPU erwartet der Psychologe, dass Sie sich mit Ihrer persönlichen Vorgeschichte auseinandergesetzt haben. Das ist immens wichtig. **Ohne Selbstreflektion keine positive MPU!** Das ist der erste wichtige Schritt, der zu einer positiven MPU führt.

Setzen wir nun die Geschichte des Herrn Kantewein fort:

In den folgenden Tagen führt Herr Kantewein mehrere intensive Gespräche mit seiner Frau. Die beiden stellen fest, dass sie in der letzten Zeit sehr wenig Zeit für einander gefunden hatten, und dass sie sich weitgehend auseinander gelebt haben. Entscheidend für Herrn Kantewein ist die Aussage seiner Frau, dass sein beruflicher Status für sie gar nicht so wichtig ist. Sie würde lieber auf ein paar materielle Dinge verzichten und dafür einen ungestressten und nüchternen Mann haben.

Aufgrund der Geschehnisse sucht Herr Kantewein in den nächsten Tagen seinen langjährigen Freund und Rechtsanwalt Axel auf. Seine Ausführungen sind ernüchternd: „Du hast eine Straftat begangen! Jede Autofahrt mit mehr als 1,1 Promille Blutalkohol ist eine Straftat", so Axel. „Strafrechtlich gesehen hast Du mit einer Geldstrafe von ca. 40 Tagessätzen und einer Sperrfrist von ca. 10 Monaten zu rechnen. Außerdem musst Du eine positive MPU vorlegen müssen, um Deinen Führerschein wieder zu bekommen. Da führt kein Weg dran vorbei." Herr Kantewein ist schockiert. Das mit den Tagessätzen und der Sperrfrist leuchtet ihm ein. Aber eine MPU? Er? Eine Katastrophe! Und überhaupt…. die besteht man ja sowieso nicht. Axel ist ein erfahrener und seriöser Anwalt. Er beruhigt unseren aufgebrachten Herrn Kantewein und versichert ihm die MPU ohne Probleme auf Anhieb zu bestehen, da er ja den Entschluss gefasst hat mit dem Trinken aufzuhören. Er rät ihm, baldmöglichst einen Beratungstermin bei der nächstgelegenen Untersuchungsstelle des TÜV zu vereinbaren.

Es ist wichtig, sich **zeitnah** zum Führerscheinentzug für eine zugelassene **Untersuchungsstelle** zu **entscheiden und** dort ein **Beratungsgespräch** zu vereinbaren. Es muss nicht unbedingt eine Untersuchungsstelle des TÜV sein, ich habe aber dort im Zuge meiner eigenen MPU beste Erfahrungen gemacht. Ich rate auf jeden Fall davon ab, irgendwelche illustren Institute zu konsultieren und dafür zu bezahlen, dass man Ihnen die MPU quasi schenken will. Das ist Bauernfängerei. Das Thema MPU ist ein riesiges Geschäft, an dem viele unseriöse Unternehmen partizipieren. Kurz: Konsultieren Sie eine seriöse Untersuchungsstelle in Ihrer Nähe. Das ist die billigste und effektivste Lösung.

Herr Kantewein entschließt sich für die Beratungsstelle des TÜV und vereinbart ein Beratungsgespräch. Der Mitarbeiter empfängt ihn freundlich und hört sich seine Geschichte an. Positiv wird aufgenommen, dass Herrn Kantewein inzwischen klar ist, dass er eine Straftat begangen hat, und dass er ohne jede Beschönigung einräumt über die Jahre alkoholabhängig geworden zu sein. Er erzählt auch, dass er kurz nach der Trunkenheitsfahrt mit dem Trinken aufgehört hat und nicht mehr damit anfangen will. Der Mitarbeiter macht sich ein paar Notizen und erklärt: „Sie müssen uns im Zuge Ihrer MPU nachweisen, dass Sie innerhalb der letzten 12 Monate keinen Alkohol konsumiert haben. Das können Sie mittels 4-wöchig festgestellter und dokumentierter Blutwerte, die durch eine laborärztliche Praxis erhoben wurden. Des Weiteren müssen Sie zur MPU den Nachweis einer stationären oder ambulanten Reha-Maßnahme erbringen. Das erfordern die vom Gesetzgeber erlassenen Richtlinien." Der Gesichtsausdruck von Herrn Kantewein verändert sich. Der Mitarbeiter lächelt und erläutert die Hintergründe. Danach verabschiedet sich Herr Kantewein. „Sie werden das schon schaffen", ermutigt ihn der Mitarbeiter zum Abschied. Herr Kantewein ist zum einen irritiert durch das, was alles auf ihn zuzukommen scheint, zum anderen ist er aber auch erleichtert, weil er gesehen hat, dass bei der MPU auch nur Menschen arbeiten, die ihren Job machen, und die ihm nichts Schlechtes wollen.

Um den eingestellten Alkoholkonsum nachzuweisen ist es üblich, **monatlich** folgende **Blutwerte** feststellen und dokumentieren zu lassen: GGT, GOT, GPT, MCV und CDT. Die ersten drei Werte sind allgemeine Leberwerte, während die beiden letzten Alkoholmarker sind. D.h. sie 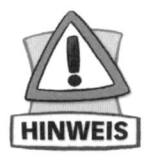 geraten nur dann aus dem Toleranzbereich, wenn die Leber damit beschäftigt war Ethanol abzubauen und dafür spezielle Enzyme generiert hat. GGT, GOT und GPT können in den Anfangsbefunden durchaus weit über der Norm liegen, sollten sich aber mit der Zeit normalisieren. Zumindest muss über die Zeit eine stetige Besserung der Werte erkennbar sein.

Das Beratungsgespräch hat deutlich gezeigt, dass **eine sinnvolle MPU frühestens 1 Jahr nach Entzug des Führerscheins** stattfinden kann. Warum? Bei Trunkenheitsfahrten mit mehr als 1,6 Promille wird ohne wenn und aber eine Alkoholabhängigkeit vorausgesetzt. Und wer alkoholabhängig ist, wird auf jeden Fall wieder alkoholisiert fahren, so der Gesetzgeber. Meiner Meinung nach ist das völlig richtig. Weiter sagt der Gesetzgeber: Wer seine Alkoholabhängigkeit erkennt und das Trinken aufgibt, muss uns (der Gesellschaft) beweisen, dass er das Trinken mindestens 1 Jahr lang unterlassen hat und zudem die Ursachen für sein Trinken erkannt und die Zusammenhänge mit therapeutischer Hilfe aufgearbeitet hat. Sie sehen: Für den Zeitpunkt der MPU ist nicht primär der Zeitpunkt des Führerscheinentzuges ausschlaggebend, sondern der Zeitpunkt, an dem Sie tastsächlich mit dem Trinken aufgehört haben. Je früher, desto besser.

Schauen wir mal, wie Herr Kantewein damit umgeht: Münster ist eine kleine Stadt. Auf dem Heimweg sieht Herr Kantewein an einem Hauseingang ein Schild „Dr. Bauer, Facharzt für Labormedizin". Er geht in die Praxis und erklärt, dass er für die nächsten 12 Monate jeweils die oben genannten Blutwerte benötigt. Die Helferin nimmt seine Personalien auf und bietet ihm an, die erste Probe sofort zu entnehmen. Herr Kantewein willigt ein, und kurz darauf ist die erste Probe entnommen. Die Befunde werden auf dem Postweg zugestellt. Das wäre also schon einmal erledigt.

Schwerer tut sich Herr Kantewein mit der „ambulanten oder stationären Therapie". Seine Frau weiß Rat. Sie weiß von einer psychotherapeutischen Praxis, die sich auf die ambulante Behandlung von Menschen mit Alkoholproblematik spezialisiert hat. Herr Kantewein ruft dort an, und man erklärt ihm, dass er über den Zeitraum von ca. 1 Jahr an wöchentlichen therapeutischen Gruppen- und Einzelgesprächen teilnehmen könne. Seine Krankenversicherung würde die Kosten dafür tragen. Außerdem teilt man ihm mit, dass die Untersuchungsstelle des TÜV diese Art der ambulanten Therapie akzeptiere und sogar begrüße. Na prima!

Herr Kantewein hat nun **alle Vorbereitungen getroffen, die für einen positiven MPU-Ausgang notwendig** sind.

Erst im Laufe der nächsten Monate fällt ihm übrigens auf, dass es genau diese Vorkehrungen sind, die sein Leben und das seiner Familie in wesentlich glücklichere und gesündere Bahnen lenken. Er hat noch mehr Glück: Nachdem er über einen längeren Zeitraum krank geschrieben war, bietet ihm sein Arbeitgeber an, das Dienstverhältnis gegen Auszahlung einer hohen Abfindung, aufzulösen. Er willigt ein. Er hat inzwischen herausgefunden, dass der immense Leistungsdruck, der mit seinem Job verbunden war, einer der Hauptursachen für sein seelisches Unwohlsein und damit für sein Trinken war. Eine Rolle hat auch seine Frau gespielt; inzwischen hat sie sich und ihr Verhalten in wichtigen Punkten geändert bzw. korrigiert. Der Alkohol ist für Herrn Kantewein im Speziellen und für seine Familie im Allgemeinen in den Hintergrund getreten. Er ist unwichtig geworden.

Beruflich orientiert sich Herr Kantewein um. Aufgrund seiner jahrelangen Tätigkeit in der Versicherungsbranche hat er gute Kontakte zu Versicherungsnehmern und Versicherungen. Er entschließt sich als Versicherungsmakler tätig zu werden und richtet sich ein Home-Office ein. Flexible Arbeitszeiten, kein außergewöhnlicher Druck, ein komfortables Leben.

Was den Führerschein betrifft, so ist die Prophezeiung von Axel eingetreten: 10 Monate Sperrfrist, 40 Tagessätze Geldstrafe. 11 Monate nach Führerscheinentzug ging Herr Kantewein zur MPU, zusammen mit 10 Blutwertbefunden und einer Bescheinigung über seine ambulante Therapie. Der 11. Befund wurde während der Untersuchung vor Ort erstellt. Der Reaktionstest war ein Klacks, die medizinische Untersuchung ging problemlos vonstatten. Das Gespräch mit dem Psychologen war anspruchsvoll, ihm wurde nichts geschenkt. Er wurde gefragt…

- was genau er geändert hat
- warum er nicht mehr trinkt
- was er zu tun gedenkt,
  wenn er doch noch mal trinken würde
- wie er (1 Jahr nach dem Führerscheinentzug)
  die Sache mit der Straftat sieht

Herr Kantewein musste sich keine Erklärungen aus den Fingern saugen oder auswendig gelernte Standardantworten geben. Er konnte damit antworten, was er empfunden hat. Er musste nicht lügen und nichts beschönigen. Es wurde dann noch positiv vermerkt, dass er sich frühzeitig um die MPU gekümmert und alle Empfehlungen befolgt hat. Der Psychologe entließ ihn wohlwollend aus dem Gespräch: „Das sieht gut aus, Herr Kantewein!"

Knapp 1 Jahr nach seinem Führerscheinentzug erhielt Herr Kantewein seinen Führerschein zurück und hat wichtige und positive Änderungen in seinem Leben vorgenommen.

Soviel zu Herrn Kantewein.

Nun möchte ich Sie abschließend noch einmal motivieren, die MPU als positives Ereignis, als Chance zu begreifen. Das ist mein voller Ernst. Ich habe selbst erlebt, wie schlecht ein Leben ohne Führerschein ist, und wie minderwertig und unflexibel man sich dabei vorkommt. Ich habe lange gebraucht um zu begreifen, was der Sinn einer MPU überhaupt ist, und wie vernünftig der Staat in diesem Zusammenhang mit dem Phänomen Alkoholismus umgeht. Wie ich einleitend sagte: In anderen Ländern werden Betroffene viel härter bestraft und fahren jahrelang kein Auto. Manchmal sogar überhaupt nicht mehr.

Wer in Deutschland den Weg des Herrn Kantewein geht um seinen Führerschein zurück zu bekommen, der muss zwar mit finanziellem Aufwand rechnen und (eine überschaubare) Zeit aufwenden; er zieht daraus aber auch einen Profit, der in keinem Verhältnis zur Zeit- und Geldinvestition steht.

Es ist keine traurige Perspektive, nie wieder Alkohol zu konsumieren. Hingegen ist es eine katastrophale Perspektive, nie wieder Auto zu fahren.